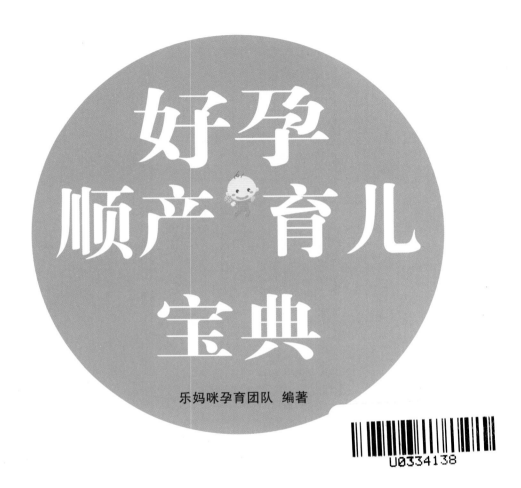

好孕顺产育儿宝典

乐妈咪孕育团队 编著

江西科学技术出版社
·南昌·

图书在版编目（CIP）数据

好孕、顺产、育儿宝典 / 乐妈咪孕育团队编著. ——
南昌：江西科学技术出版社，2017.11
　　ISBN 978-7-5390-6124-5

Ⅰ.①好…　Ⅱ.①乐…　Ⅲ.①妊娠期－妇幼保健－基
本知识②产褥期－妇幼保健－基本知识③婴幼儿－哺育－
基本知识　Ⅳ.①R715.3②TS976.31

中国版本图书馆CIP数据核字(2017)第272141号

好孕、顺产、育儿宝典
HAOYUN、SHUNCHAN、YU゛ER BAODIAN

乐妈咪孕育团队 编著

摄影摄像	深圳市金版文化发展股份有限公司
选题策划	深圳市金版文化发展股份有限公司
封面设计	深圳市金版文化发展股份有限公司
出　　版	江西科学技术出版社
社　　址	南昌市蓼洲街2号附1号
	邮编：330009　电话：（0791）86623491　86639342（传真）
发　　行	全国新华书店
印　　刷	深圳市雅佳图印刷有限公司
开　　本	889mm×635mm　1/24
字　　数	160 千字
印　　张	7.5
版　　次	2018年1月第1版　2018年1月第1次印刷
书　　号	ISBN 978-7-5390-6124-5
定　　价	29.80元

赣版权登字：-03-2017-392

开心当妈妈，快乐育儿趣

孕育一个健康、聪明的宝宝是每位父母的美好心愿，需要准爸妈们在怀孕前就做好准备。孩子是夫妻爱情的结晶，是每个家庭幸福生活的基础。孕育宝宝是一项圣神而伟大的"爱心工程"，不是孕妈咪一个人的事，还需要准爸爸的积极配合，甚至全家人的共同努力。

在孕育宝宝之前，有不少宜忌需要注意。本书介绍怀孕前准备工作对优生优育的影响，不仅给孕妈咪明确的指导，而且特别指出了准爸爸肩负的责任，科学的方法有助于孕育健康、聪明的宝宝，帮助你扮演好父母的角色，使你的家庭生活更和谐、美满。

对于快要成为妈妈或刚刚成为妈妈的你来说，生活上有什么变化？哪些食物能吃？哪些食物不能吃？这些问题不仅重要，而且对母和孩子一生的健康都有重大影响。本书介绍妈妈在孕期和产后生活的改变及需要注意的宜忌，并根据每一阶段孕产妇的特点，分别列举宜吃食物和忌吃食物。

在宜吃的食物中，适时介绍适用对象、主要营养素、食疗功效、选购保存、搭配宜忌以及温馨提示等，让孕产妇对自己该吃什么可以了如指掌。透过对忌吃食物的介绍，备孕女性及孕产妇可以清楚了解该种食物不宜吃的原因，以便真正做到在日常饮食中，避免并远离这些食物，确保身体健康，孕育出健康、聪明的宝宝。另外，本书还介绍了备孕女性及孕产妇所需的各种营养素，让备孕女性及孕产妇对所需的主要营养素能有全面性认识。希望本书能对年轻的备孕女性及准妈妈有所帮助，愿每一位育龄妈妈都能健康快乐地度过孕产期，并且拥有健康、聪明、活泼可爱的宝宝。

此外，父母总是喜欢用大人的立场、大人的理论，来看待宝宝的所有行为，因此容易对孩子的部分行为产生误解，怀疑其所作所为是否具有意义。但是，如果站在宝宝的立场，你会发现，宝宝的每个行为举止，都有他的意义存在。如果父母能够理解，便能够和孩子一起分享快乐。幼儿各种淘气的行为也是一样，这是成长过程中必然会出现的情形；若能够理解这是成长发育的过渡期；就不会怀疑家中小宝贝是否为过动儿了。本书特别介绍有关育儿的大小事，让我们一起与宝宝分享他的快乐，并且深切感受到孩子的成长，领略到育儿的欢乐。

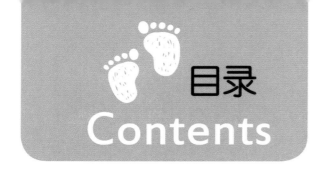

目录
Contents

Part1
完美助孕生活
饮食宜忌

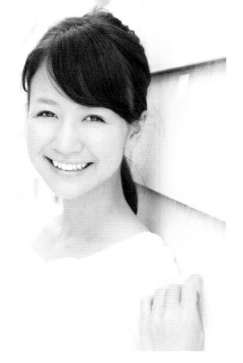

Part2
怀胎十月生活宜忌

Part3
孕期养胎饮食宜忌

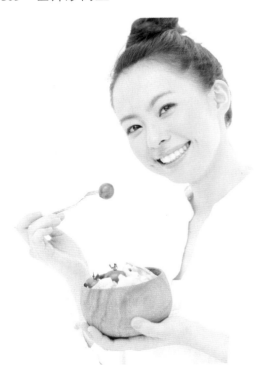

Part4
产后调养生活宜忌

Part5
坐月子饮食宜忌

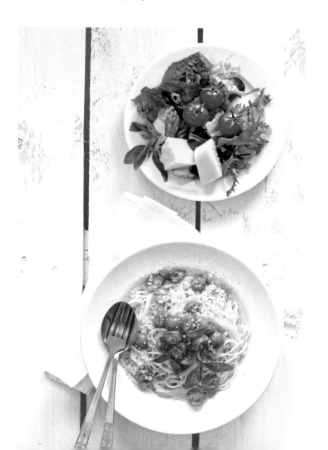

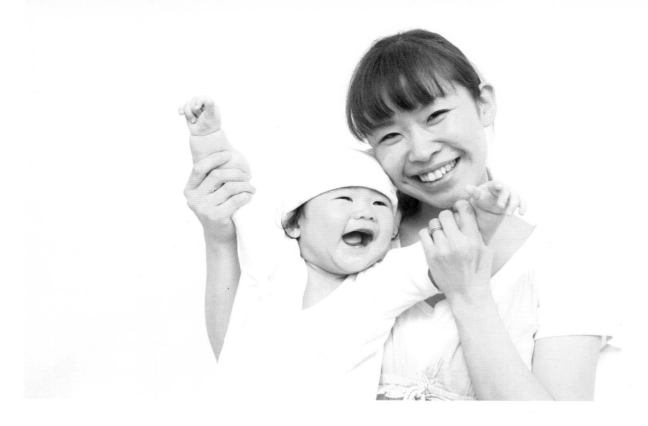

Part6
育儿大小事宜忌

Part1
完美助孕生活饮食宜忌

应该以良好的心态面对怀孕，即使非常希望怀孕，也不要有过重的心理负担，更不要为了怀孕而频繁地性生活，因为充满爱和激情的性生活才更容易怀孕。夫妻应该对怀孕抱着顺其自然的态度，多注意日常生活中的细节问题，这样"好孕"才会自然来。

孕妈咪的健康是胎儿健康的保证，而饮食又是补充营养的主要途径，所以女性有必要知道哪些食物该吃，哪些是不能吃，怎样吃才能为孕育宝宝储备营养。相信你看了下面的内容，并养成好的饮食习惯，一定会成为一个健康、美丽的妈妈。

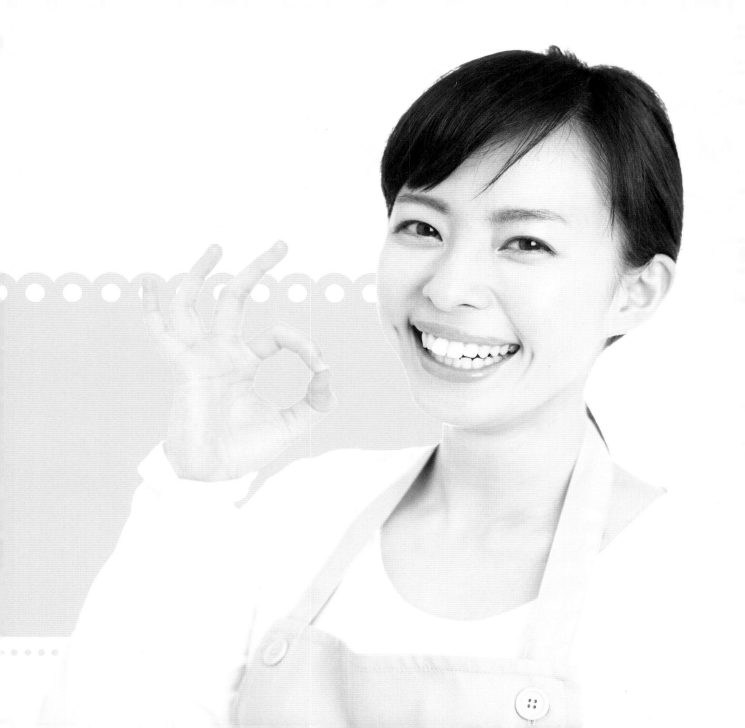

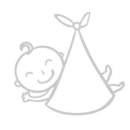

了解遗传性疾病

除了决定孩子外貌特征的基因外，智力、性格、疾病等方面也受到遗传因素的影响，因此父母有必要接受怀孕前体检、预防和及时治疗遗传性疾病。

夫妻有了生育计划后，有必要到医院做检查，检查自己是否患有遗传性疾病，以免影响下一代的健康。同时，还有必要了解一些关于预防和治疗遗传性疾病的知识，加强防治观念。

遗传性疾病的诊断

1. 超过35岁，且有怀孕计划的女性。
2. 曾有流产病史的女性，尤其是有习惯性流产的女性。
3. 曾生育过畸形儿，或曾经有胎死腹中经历的女性。
4. 有家族遗传性疾病史的女性。
5. 夫妻中某一方或双方都是遗传性疾病致病基因携带者或患病者。
6. 夫妻中某一方或双方的染色体核型出现异常情况。
7. 长期接触放射性物质，长期服药，受病毒感染，或长期吸烟、喝酒者，都要接受怀孕前遗传性疾病诊断。

遗传性疾病预防知识

因为遗传性疾病的发病率非常高，所以科学家们投入了很多的精力研究。目前科学家已经弄清楚一些疾病的发病机制，也找出治疗和预防一些遗传性疾病的方法。但是，还有许多遗传性疾病尚无有效的治疗方法，所以预防就显得特别重要。当然，这其中最重要的就是防止新生儿患遗传疾病。下面我们就来介绍一些方法：

1.怀孕前咨询

如果夫妻有了孕育宝宝的计划，应该先向医生咨询，检查自己是否患有遗传性疾病。如果患有疾病，则要判断是否能怀孕，以及所患的疾病是遗传而来还是基因突变造成的。医生会对遗传性疾病做出遗传方式的判断，最后提出优生方案。

2.产前诊断

有些遗传性疾病在怀孕期就能得到确诊，如染色体疾病，也可以藉助超音波检查胎儿的发育是否正常。只要尽早发现异常情况，就能及时终止怀孕。

3.患有遗传性疾病的夫妇生育宜谨慎

夫妇中无论谁患有遗传性疾病，其后代都可能患病，尤其是患有显性遗传性疾病的夫妻要谨慎受孕。如果经医生分析，后代的发病率非常高，那么最好避免生育。

4.严禁近亲结婚

近亲结婚会大大增加遗传性疾病的发病率。近亲结婚所生的子女中，智力低下者比非近亲结婚的后代高出近四倍。

遗传性疾病的治疗方法

目前已经弄清楚一些遗传性疾病的发病机制，而且也发现一些遗传性疾病的治疗方法。

1.饮食疗法

例如苯丙酮尿症，它是因为肝脏缺乏苯丙胺酸羟化酶，使得大量的苯丙胺酸和本丙酮酸在血液和脑脊液中累积，而导致胎儿畸形。临床症状为胎儿毛发呈淡黄色，肤色过白，智力低下等。所以患苯丙酮尿症的人，最好食用含低苯丙胺酸的食物，这样能降低体内苯丙胺酸的水平，而且透过食疗可以缓解病情。

2.药物疗法

例如，患有肝豆状核变性病的患者，铜在其体内的代谢会受到严重阻碍，导致体内铜水平的含量升高，超出正常范围过多，导致胎儿畸形。如果孕妈咪患有此病，则需要控制铜的摄取量，避免吃含铜的食物，同时再配合服用促进排泄铜的药物，把体内的铜含量调节到正常水平。另外，患有先天性低免疫球蛋白血症的人，可以透过注射免疫球蛋白制剂来治疗。

3.手术疗法

多指畸形、并趾、唇颚裂以及外生殖器畸形等疾病的患者，可以透过整形手术来矫正。

4.基因疗法

很多遗传性疾病都是因为基因异常所致。近年来，科学家透过大量实验，已经成功提取了人类的基因，并开始研究人工合成基因，用人工合成基因取代异常基因及其代谢产物，进而达到根治遗传性疾病的目的。目前，这种方法尚未在临床上得到广泛应用，不过相信在不久的将来，基因疗法一定会取得突破性进展。

正常人忌与患有性病的人结婚

世界卫生组织将透过性行为或类似行为传染的疾病统称为性病，俗称"性病"。各种性病病原体在性接触时侵入人体，使之患病，例如：梅毒、淋病、艾滋病等等。

性病严重威胁着人们的健康，它的传播途径并不只是透过性接触传播，而且还包括日常生活接触。所以性病并不仅只会影响青年男女的健康，而且还可能透过母婴传播，使婴儿致病。目前有些性病尚无治愈方法，而且死亡率非常高，如艾滋病。有些病种还会产生严重的并发症以及后遗症。所以有结婚打算的青年男女，对性病一定要高度重视。

青年人进行性行为时，一定要做好预防措施，戴保险套是目前预防性病感染最有效的方法之一。此外，在择偶时必须接受检查，这样才能降低性病的传播率。因为有些性病如淋病、梅毒，不仅危害自身健康，而且能透过性接触或日常生活使配偶患病，甚至还会影响下一代的健康，导致新生儿出现先天性缺陷。例如，如果夫妻某一方患有梅毒，那么婚后透过性生活可能会使配偶患病。当女性怀孕后，梅毒螺旋体会透过胎盘传染给胎儿，容易造成流产、早产、死胎或新生儿患先天性梅毒。如果女性患有淋病，没有治愈就孕育胎儿，那么病毒会使婴儿患化脓性眼疾，甚至是失明。

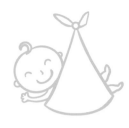

患病夫妻要谨慎生育

遗传性疾病可以分为单基因遗传性疾病和多基因遗传性疾病。无论是哪种遗传性疾病，如果想生育后代，都需要谨慎，而怀孕前体检是预防遗传性疾病的好方法。

夫妻患有单基因遗传性疾病宜谨慎生育

单基因遗传性疾病是指受一对等位基因控制的遗传性疾病，可以分为三类：隐性遗传性疾病、显性遗传性疾病和伴性遗传性疾病。

1.隐性遗传性疾病

如果父母双方均为致病基因携带者，其子女的患病率更高，因此近亲婚配的子女中患病者较多。常见疾病有：先天性青光眼、先天性聋哑、甲状腺机能衰退症、白化病、苯丙酮尿症。

2.显性遗传性疾病

致病基因呈显性，且位于常染色体上。显性遗传性疾病发病的特点是具有明显的家族病史，如果患者的双亲之一是病人，那么很可能连续几代人都会患病。常见的显性遗传性疾病有：多指（趾）、并指（趾）、视网膜母细胞瘤、视神经萎缩、先天性软骨发育不全、先天性眼睑下垂等。

3.伴性遗传性疾病

伴性遗传性疾病是指伴随着性别而遗传的疾病。伴X染色体的显性遗传性疾病，这种遗传性疾病病种较少，女性的发病率高。如果男性患病，他的女儿全部都会患病，常见病有家族性遗传肾炎。

伴X染色体的隐性遗传性疾病，常见病有血友病、色盲。伴Y染色体的遗传性疾病，这类疾病的特点是致病基因在Y染色体上，因此只会遗传给儿子，女儿不会患病，如外耳道多毛等。

遗传性疾病有哪些特点？

1.遗传性强

患有遗传性疾病的准爸妈会把致病基因遗传给胎儿，并可能代代相传。即使有些父母只是致病基因的携带者，但他们的后代也可能患病。

2.发病率高

这是因为遗传性疾病具有很强的遗传性，患者的后代发病率非常高，尤其是近亲结婚的夫妻，后代患遗传性疾病的机率是常人的四倍。

3.具有先天性

患遗传性疾病孩子在出生前就已经出现畸形症状，或遗传了某些致病基因而患病，或者在将来某个时候表现出临场症状。

4.终身伴有

多数遗传疾病都很难治愈，并将伴随人的一生。

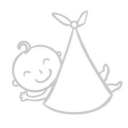

优生，从择偶开始

宝宝的生命特征受父母遗传因素的影响非常大，在择偶时一定要互相了解对方是否患有遗传性疾病。有些遗传性疾病具有隔代遗传的特征，所以有必要了解对方的家族疾病史。

优生会受到很多因素的影响，例如怀孕的时间，准爸妈的年龄和身体状况，怀孕期的保健生活，孕妈咪的饮食营养，疾病的防治，科学胎教，以及分娩等等。一般情况下，人们最关注这些方面的问题，但是优生必须从择偶开始。因为准爸妈身体的健康状况，智力水平等都可能透过遗传因素影响孩子。很多人在择偶时，应该更多加考虑对方的人品、身体健康状况，因为这关系着后代的身心素质。

如果夫妻双方或其中某一方患有遗传性疾病，那么他们的子女就可能会患病，并且会将疾病一代一代地传下去，这些情况都不符合优生学。科学家曾经对近50万人跟踪调查，发现父母中如果有人患有智力低下、甲状腺机能衰退症以及精神疾病等，其子女的发病率竟高达70%。父母中有一人患病，子女的患病率约为40%，如果父母都健康，其子女患先天性疾病的机率仅为0.25%。还有些人虽然身体健康，但却有可能是某种遗传性疾病致病基因的携带者。如果致病基因遗传给下一代，那么也可能导致很多疾病。

所以青年人在选择结婚对象时，最好了解对方的家族疾病史。想要知道对方是否携带有遗传性疾病致病基因，透过婚前体检就能清楚了解。

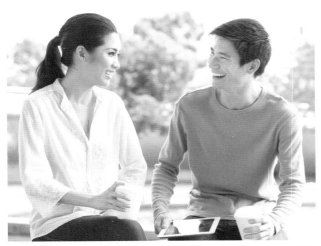

⬆ 在择偶时，应该更多加考虑对方的人品、身体健康状况，因为这关系着后代的身心素质。

TIPS

遏制生育先天性缺陷的孩子

先天性缺陷较常见的疾病有：唇颚裂、甲状腺机能衰退症、脊柱裂、四肢发育不全，先天性聋哑等异常情况。夫妻在怀孕前要做好保健工作，孕妇定期到医院检查，避免先天性缺陷的孩子出生。

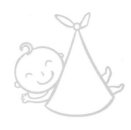

预防疾病的遗传

遗传性疾病严重威胁着人类的健康，甚至会给家庭和社会带来不幸，同时也妨碍人口素质的提高。所以准爸妈有必要防止疾病的遗传。

患有常见染色体显性遗传性疾病的人忌生育

1.马凡氏症候群

马凡氏症候群是一种先天性遗传性结缔组织疾病，为常染色体显性遗传，具有明显的家族史。患者四肢细长，蜘蛛指（趾），双臂平伸指距大于身长，双手下垂过膝，上半身比下半身长。有些患者还伴有心血管发育异常或心脏发育异常，严重时还会猝死。

2.软骨发育不全

软骨发育不全是由常染色体上显性致病基因引发的一种遗传性疾病。患者的四肢短小畸形，腰椎过度前凸，腹部明显隆起，面容粗犷，头部较大，额头饱满。大多数患者死于胎儿期或新生儿期。

3.成骨不全

成骨不全又称为脆骨症。患者的特征为骨质脆弱，蓝色巩膜，耳聋，关节松弛。此病有家族遗传性，所以如果夫妻患病，就不宜生育孩子。

4.视网膜色素变性

这是一种少见的遗传性眼病，会影响视网膜，引起视网膜功能退化。一开始患者表现不明显，呈慢性病症状，伴有进行性视网膜变性，最终可能导致失明。

不可忽视遗传性疾病

遗传性疾病的危害非常大，如果父母的基因存在异常情况，就可能影响宝宝的健康，甚至导致新生儿罹患遗传性疾病，如白化病、唇颚裂、近视等。医学家们至今还没有找到治愈白化病的方法，而唇颚裂则可以透过手术修补的方法弥补缺陷，但孩子的身体健康和家庭生活也会受到影响。过去多数人都认为，近视是由于用眼不正确造成的，其实近视与遗传也有很大的关系。所以为了保证下一代的健康，怀孕前夫妻有必要做好一切准备，预防疾病遗传。

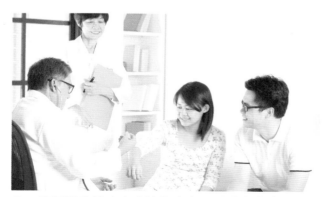

⬆ 一定要确实检查家中遗传病史，预防疾病遗传。

预防白化病的遗传

白化病是一种先天性的皮肤病，主要病因是缺乏黑色素。表现病症为：皮肤无色素而呈白色或粉红色，全身毛发也呈白色，眼睛呈红色，且怕太阳光照射，白天视力差，夜间相对好一些。同时身体严重发育不良，身材矮小，有些还伴有智力低下，以及先天性聋哑症。

正常人体内含有一种络氨酸酶，能促进体内的络氨酸合成黑色素，使人体免受紫外线和强光的照射刺激。白化病人就是因为缺乏具有活性的络氨酸酶，进而导致黑色素合成受阻。

有调查统计，近亲婚配所生子女患白化病的机率比正常婚配的要高出近30倍。有白化病家族史的人，其后代发病的机率更高。所以一定要禁止近亲结婚，而生育过白化病患儿的夫妻最好不要再生育。

防止唇颚裂的遗传

正常人的嘴是由上下两片嘴唇组成的，而患有唇颚裂的人通常是上嘴唇裂开，嘴唇呈三片，还有些人上颚也会裂开。唇颚裂不仅影响容貌，而且还会影响学习语言和进食。患唇颚裂的孩子在婴儿时期，吃奶时容易将乳汁吸入气管而呛咳，进而引起肺炎和中耳炎。

唇颚裂是一种常染色体的隐性多基因遗传性疾病。准爸妈中某一方是唇颚裂患者，其子女的发病率高达3%～6%。凡是生育过唇颚裂子女的，再次怀孕所生子女的患病率为4%。

多基因遗传性疾病在遗传过程中通常受到遗传因素和环境因素两方面的影响。怀孕初期是胎儿器官形成的重要时期，如果孕妈咪在此时缺乏营养，或感染麻疹、流感、单纯疱疹等病毒，或者服药不当，都可能导致胎儿出现唇颚裂。

虽然整形手术可以治疗唇颚裂，但孕妈咪在怀孕初期也要尽量避免外界的有害刺激。如果生育过唇颚裂子女的女性想再次怀孕，就更应该加倍小心。

近视也会遗传

近视也具有遗传性，如果父母是近视眼，其子女几乎百分之百会近视。

如果父母中有一人近视，其子女出现近视的机率也超过50%。虽然目前还没有有效的方法避免近视遗传给后代，但近视是可以预防的。形成近视的主要原因可分为三类：一是遗传原因所致；二是出生时体重过低（早产儿）；三是不注意用眼习惯。

出生时体重过低（早产儿）患近视的机率很高。早产儿多是由于孕妈咪营养不良所致，或是受到病毒感染，或孕妇有吸烟、饮酒的恶习造成的，甚至在怀孕晚期时过性生活或疲劳过度都会引起早产。所以在整个怀孕期，孕妈咪都要注意保养，因为这会直接关系着胎儿的生长发育，对预防孩子的近视也很有帮助。

另外，无论孩子是否遗传了近视，父母都应该引导孩子正确用眼，防止原本没有近视的孩子发生近视，即使孩子遗传了近视，也能减缓症状的恶化。

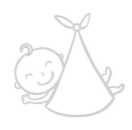

不宜生育的患病女性

孕妈咪的身体健康是孕育健康宝宝，安全度过怀孕期，以及顺利分娩的基本保障。更重要的是，如果孕妈咪患有某种遗传性疾病，那么就可能把致病基因遗传给宝宝。

女性必须在身体健康的情况下怀孕。女性怀孕后，体内各器官所承受的负担会加重，而且需要摄取更多营养，保证胎儿的正常生长发育。因此消化系统、供血供氧系统器官的负担会大幅增加，如果孕妈咪的身体健康得不到保障，那么对胎儿和自身的健康都不利。另外，女性怀孕后，身体在激素的作用下会发生一连串改变，只有身体健康的孕妈咪才能承受怀孕带来的变化。更重要的是，如果孕妈咪怀有某种遗传性疾病或是致病基因的携带者，就可能把致病基因遗传给下一代，所以，有某些疾病的女性不宜怀孕。

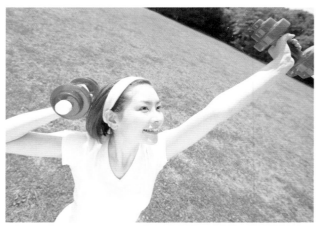

⬆女性必须在身体健康的情况下怀孕，否则对胎儿和自身的健康都不利。

1.严重贫血者

贫血是女性中比较常见的病。轻微的贫血不会影响怀孕，只要适当补充营养，注意生活规律就行了。但患有严重贫血的女性则不宜怀孕。怀孕会使血液中的血浆增多，而血色素含量则相对减少，形成"生理性贫血"，如果女性本来就患有严重贫血症，那么怀孕会使病情恶化。孕妇贫血会导致胎儿供血、供氧不足，严重影响胎儿的身体、智力发育，严重时会引起流产、早产、难产等意外情况。如果母亲患严重贫血病，其子女患贫血的机率较大。所以患有贫血症的女性应采取食疗的方法减轻症状后再怀孕，病情较重的贫血患者则不宜怀孕。

2.结核病患者

结核病是一种因感染结核杆菌引起的慢性传染疾病，结核菌主要入侵人的内脏器官，尤其是肺脏。结核病具有很强的传染性，一旦怀孕，那么不仅会感染胎儿，甚至还可能导致流产、早产。肺结核患者受孕后，身体状况较差，不利于营养吸收，对自身和胎儿都不好。而且肺结核患者需要长期服药并进行X光透视，药物和放射性物质均可能导致胎儿畸形。

3.气喘病

气喘病是一种慢性呼吸道疾病，主要病症是呼吸困难，严重时还会引起缺氧。气喘病不易治愈，而且会引起气胸、呼吸衰竭、肺心病等，并导致心肺功能障碍。患病女性怀孕后一旦发病，就会影响胎儿的供氧，造成胎儿发育迟缓，甚至导致早产、死胎。心肺功能受损的气喘病患者无法承受怀孕的负担，而且需要长期服药，所以不宜怀孕。心肺功能正常的气喘病患者在医生的指导下是可以受孕的，对胎儿没有多大影响，但需要特别注意身体健康。另外，在分娩时可藉助助产法，缩短产程，减轻产妇的负担。

4.糖尿病患者

糖尿病是由于胰岛素分泌不足导致的一种糖代谢紊乱的代谢缺陷性疾病。糖尿病患者怀孕，很容易导致生巨大儿或胎儿畸形，甚至造成胎儿先天性心脏缺损、神经管缺损、尾椎退化不良。糖尿病病情恶化，还容易导致怀孕中毒症，出现流产、早产、死胎的现象。

糖尿病患者的患病程度不同，病情严重的人不宜怀孕。如果有怀孕计划，那么怀孕前一定要严格遵照医生嘱咐服药，养成良好的饮食习惯，定期检查血糖和尿糖。当病情得到控制并有所好转后，要再次征询医生的意见，确定是否可以怀孕。

5.乳腺癌患者

经过治疗病情已经得到控制的乳腺癌患者，一旦受孕则可能导致疾病复发，而病情尚未得到控制的患者，受孕则会导致癌细胞扩散和转移。因为怀孕期女性体内的雌性激素分泌量急遽上升，会加快癌细胞的复制和迅速生长，导致癌细胞转移。所以为了提高乳腺癌患者的生存率，一定要采取避孕措施，千万不能怀孕。

6.心脏病患者

在一般情况下，患有心脏病的孕妇难以承受怀孕和分娩的负担，会出现心跳加速、气喘、嘴唇发紫等心脏衰竭的症状。但也并非所有心脏病患者怀孕后都会出现这些症状，不过心脏功能属于三级、四级的妇女，以及曾经出现过心脏衰竭症状的女性都不宜怀孕，以免给母婴造成危害。

只有轻微心脏病症状的女性可以先咨询医生，再确定能否怀孕。不过，在怀孕期一定要重视产前检查，保证每天10个小时的卧床休息时间，避免较大的情绪波动，并预防感冒，以免引起心脏衰竭。

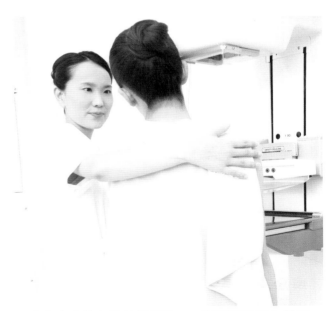

🔼患有疾病的女性若想怀孕，一定要听从医生指示。

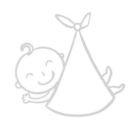

怀孕前宜接种疫苗

如果你的身体免疫力较低，经常感冒、发烧，或者因为工作需要经常出差或在外就餐，就有必要在怀孕前注射某些疫苗，以提高自身抵抗力，降低传染疾病的机率。

1.流感疫苗

流行性感冒具有很高的传染性，主要透过飞沫传播，而口鼻分泌物也是传染源，冬、春两季是流感的多发季节。感染流感后，症状轻微的患者接受医生的治疗，很快就能痊愈，但对孕妇来说，难免会担心药物对胎儿造成影响。一旦孕妇感染严重的流感病毒，就可能会出现流产，或者导致胎儿先天性畸形，甚至是胎死腹中的危险。因为流感疫苗是非活性疫苗，所以在怀孕前三个月以及怀孕中期、后期都可以注射。

2.B型肝炎疫苗

母婴传播是B型肝炎重要的传播途径之一。B型肝炎病毒是垂直传播的，能透过胎盘直接感染胎儿，导致胎儿出生时就已成为B型肝炎病毒的携带者，使产出畸胎的机率变大。病情通常会在孩子成年后恶化为肝硬化或肝癌，所以女性有必要在怀孕前注射B型肝炎疫苗。最好是在怀孕前九个月注射。因为B型肝炎疫苗是按照0、1、6的顺序注射，即从注射第一针算起，在此后一个月再注射第二针，六个月后注射第三针，抗体通常会在注射疫苗后三个月产生，所以宜在怀孕前九个月注射。

3.麻疹疫苗

麻疹是由麻疹病毒感染引起的急性传染病，分

为自然感染的麻疹和先天性麻疹症候群。孕妇怀孕早期患麻疹，麻疹病毒会透过胎盘传染给胎儿，使胎儿患先天性麻疹症候群，还会造成死胎、流产、早产，或导致胎儿发育迟缓，先天性畸形，如神经性耳聋，先天性心肌病等。孕妇也可能并发脑炎、中耳炎、肺炎、心肌炎、肝炎等疾病。所以有怀孕计划的女性有必要在怀孕前接种疫苗。

4.水痘疫苗

水痘具有相当强的传染性，感染者通常是儿童，但若成人或儿童感染水痘，症状及并发症比儿童更严重。孕妇在怀孕20周前感染水痘，可能会严重影响胎儿的发育，造成小脑发育不全、肾脏水肿、四肢发育不良等。虽然怀孕期超过20周后感染，对胎儿影响小得多，但婴儿出生后发生带状疱疹的机率较高。临产前感染孕妇发病，会造成新生儿水痘，虽然不会导致畸形，但新生儿的死亡率高达30%。

所以在不确定自身是否有抗体时，可以先做抗体检测，再接种水痘疫苗。水痘疫苗是活性减毒疫苗，接种后3～6个月内不宜怀孕。一旦怀孕，就应该接受严格产检，确保胎儿发育正常。

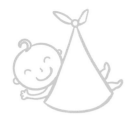

要了解不孕的原因

生育一个健康、聪明的宝宝几乎是每对夫妻的美好心愿，但能否怀孕又受到很多因素的影响。有时夫妻在生活中的一个小习惯就可能导致不孕，所以有必要了解不孕及其原因。

育龄女性通常在下次月经来潮前的14天左右排出一个卵子，排卵期是最佳的受孕时间，月经周期规律的女性透过一段时间的观察就能发现排卵日期。夫妻有怀孕计划就要注意日常生活中的细节，长期过度的体力或脑力劳动除了会引起疾病外，还会影响人的体力、情绪、智力，进而影响受孕。如果夫妻患有疾病，应该先把病治好，再考虑孕育宝宝。很多年轻人习惯于过夜生活，有些女性还喜欢抽烟、喝酒，如果有这些不良生活习惯，就一定要改掉。另外，还应该合理安排性生活的节奏，并不是性生活越频繁，受孕的机率就越高。

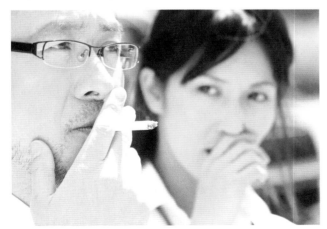

↑ 受孕会受到很多条件的限制，例如夫妻身体的状况、日常生活习惯、居住的环境等等。

不孕的原因

划分不孕的标准有很多。我们可以根据导致不孕的原因分为：绝对不孕和相对不孕。绝对不孕是指夫妻中的一方或双方，因先天性的原因或后天性的生理方面的缺陷而不孕，这种情况通常无法生育后代。相对不孕是指夫妻中一方因受到某种外界因素的影响，导致暂时性的受孕困难，如果是这种情况，只要外界影响消失了，仍有受孕的可能。而根据曾经有无生育史，可以划分为：原发性不孕和继发性不孕。原发性不孕是指夫妻正常性生活后从未受孕。继发性不孕是指曾经有过受孕经历，后因为种种原因不孕。从生理的角度来说，可以分为：女性不孕、男性不孕、男女双方均不孕。为了及早找出不孕的原因，一旦出现不孕症，夫妻都宜到医院做检查，并向医生咨询。

不孕夫妻宜及时就医

不孕症是指夫妻均未采取避孕措施，同居2年且有正常的性生活，但却没有受孕的情况。通常80%～90%的已婚女性会在婚后一年内受孕，而40%的女性会在两年内受孕。所以如果夫妻正常进行性生活，但两年内若是仍未受孕，最好到医院就诊。有些夫妇结婚较晚，性生活不协调，此时也更要及早到医院检查。

女性不孕的原因

导致女性不孕的原因比较复杂，下面我们就介绍比较常见的类型：

1.内分泌失调

女性体内性激素的水平及调节直接影响女性的排卵，以及子宫内膜的发育。一旦内分泌失调，就可能造成卵巢不排卵或子宫内膜发育不良，进而无法为受精卵着床提供良好的条件。导致出现无法受精或受精后不能着床的现象。

2.排卵受阻

女性内分泌失调会影响卵巢功能，一旦卵巢功能紊乱，就会出现排卵受阻或无排卵的情况。卵巢局部发育不良，内分泌系统疾病等都会影响卵巢的功能。另外，人的情绪及精神也会影响大脑皮质的功能，进而影响性腺调节中枢神经系统的功能，也会导致卵巢排卵异常或无法排卵。

3.阴道发育不良或畸形

女性的阴道发育正常并保持通畅，精子就能顺利到达输卵管的壶腹部，实现受孕和受精卵着床，胚胎得以继续发育。如果阴道、子宫颈、子宫腔、输卵管等生殖器中，任何一个因发炎出现堵塞，或先天性发育不良，那么都可能影响受孕。

4.原因尚不明确的情况

有些女性出现不孕，但具体的原因却无法找出。可能是免疫系统的因素，也可能是综合性的因素。此时就需要到医院接受全面的检查和治疗。

男性不育的原因

导致男性不育的原因主要有两个：一是精液异常，二是射精障碍。

精液由90%的精浆和10%的精子及其他细胞组成。精浆中主要包含的就是黏液和水两种物质。通常情况下，男性每次射精能排出2~6CC精液，每cc精液中含有6千万~2亿个精子。其中，形态正常的精子至少应该占70%~80%，这样才能保证精子的存活率达到70%以上。如果男性排出的精液中，每cc所含精子数目在2千万~6千万，那么成功受孕的机率就较低。而少于2千万个的精子，受孕的机率微乎其微。如果少于4百万个，那么则几乎没有受孕的可能。

另外，阳痿、早泄、射精障碍等，都可能造成精液无法进入阴道，这也是导致男性不育的主要原因。

预防不孕症

预防不孕不育症应该从生理、精神以及生活习惯各方面入手，具体可以从以下几个方面进行：

1.婚前健康检查

这是确保优生优育的第一关，这样能及时检查出男女双方的生殖器是否正常，是否患有疾病，以及影响生育的内分泌是否失调。

2.保持良好的精神状态

忧郁、紧张、焦虑等不良精神状态都可能导致男女内分泌失调，造成不孕。另外，婚后还应该保持良好的生活习惯，不抽烟、酗酒或乱服药品。

3.预防生殖器发炎

夫妻双方生殖器的多种发炎都可能造成不孕。所以平时夫妻在过性生活时一定要注意卫生，女性经期要避免过性生活，其余时候要做好避孕措施，避免人工流产。另外，还要定期做妇科检查，预防生殖器感染，一旦发现感染要及时治疗。

4.掌握好同房的频率和时机

一般情况下，育龄女性每月会排出一个卵子，卵子的生存期只有2~3天，所以在这段时间内同房，受孕的机率更高。丈夫射精后，女性最好把臀部垫高，继续仰卧半个小时，防止精液流出，这样也便于使精子顺利向输卵管游动。

5.夫妻宜改掉不良生活习惯

生活中形成的习惯是很不容易改掉的，有些坏习惯容易让人产生依赖性，一旦习惯成瘾，想要戒除就需要很大的决心。习惯是人们在日常生活中逐渐形成的，所以哪怕是一个不经意动作，想要改掉都有困难。有些人已经习惯了饭前喝一杯酒，或者饭后抽一支烟。还有些人习惯过"昼伏夜出"的生活，白天无精打采，到了晚上却神采奕奕。人在生活中会不知不觉的养成很多习惯，好习惯应该继续发扬，而不良习惯则应该改掉。

此外，年轻人的工作压力大，常常会借助浓茶或浓咖啡来提神。虽然这算不上什么不良嗜好，但过量饮浓茶和浓咖啡可能会导致缺铁性贫血。这是因为茶中的鞣酸和咖啡中的多酚类物质能与铁形成难溶的盐类，抑制人体对铁的吸收。妈妈贫血或营养不良，势必会为胎儿的生长造成负面影响。

6.夫妻戒烟、酒

"吸烟有害健康"的道理大家都明白，而且吸烟对女性的危害更大。香烟中的尼古丁会使女性的子宫血管收缩，影响受精卵着床。男性吸烟会影响精子的发育，减少精子数量，导致精子变异或活动能力降低，这些因素都会降低受孕的机率。另外，香烟还会造成精子或卵子中遗传基因突变，导致胎死腹中或胎儿导致畸形的机率相当大。

饮酒会影响人体各个器官的机能，对人的大脑、神经细胞、生殖系统都有很大的损害，甚至还会导致精子和卵子发生基因突变。男性长期饮酒会导致精子发育不全，游动能力差，而且酒精对卵子也有毒害作用。不健全的生殖细胞结合形成的受精卵很可能存在各种缺陷。另外，酒后受孕尤其危险，可能会导致胎儿身体、智力发育迟缓，甚至成为智障儿。

所以，为了实现良好受孕，夫妻应该在计划怀孕前1年就开始戒烟、忌酒。尤其是男性，在受孕前一周最好不要喝酒，以确保能够提供优良又健康的精子。

7.夫妻忌吸食毒品

毒品能作用于男性的生殖系统，损害生殖细胞，杀死尚未发育成熟的精子或导致精子发生变异，并破坏遗传基因。有缺陷的精子与卵子结合，孕育出的胎儿难免会有缺陷。女性吸毒也日益成为严重的社会现象。女性吸毒不仅有损自身健康，而且会导致丧失生育功能，甚至生产时新生儿的死亡率以及患先天性疾病的机率都比较高。为了家庭的幸福，我们呼吁每一个吸毒者尽快远离毒品。

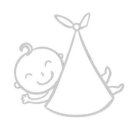

生活中影响受孕的"隐形杀手"

生活中有很多潜在的不利因素，给我们的健康带来了不利影响。这些"隐性杀手"究竟藏在哪些地方呢？为了我们的健康，有必要把它们一个个抓出来。

在我们生活的环境中确实也潜伏着不少"杀手"，不仅影响身体健康，还可能导致女性不孕，甚至胎儿畸形。据调查发现，如果新婚夫妇不注意保健，比较容易出现流产的情况，而发生三次流产则可能罹患习惯性流产，严重时还会导致不孕症。

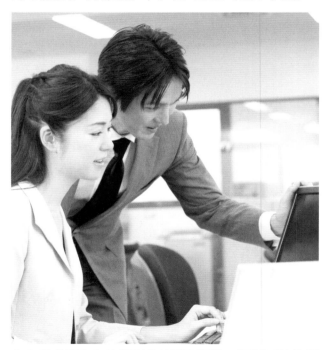

🔼女性必须在身体健康的情况下怀孕，否则对胎儿和自身的健康都不利。

夫妻忌长时间面对计算机

计算机已经逐步走进各家庭，为人们的生活、工作、学习带来了方便，但也危害着人们的健康。长期面对计算机，参加体育锻炼的时间相对就减少，而体质下降就容易患各种疾病。

人长期受计算机辐射的刺激，容易导致青光眼、失明、白血病等。男性长期面对计算机，会降低精子的质量。怀孕初期，孕妈咪更不宜长时间坐在计算机旁，因为怀孕初期是胎儿发育最敏感的阶段，器官尚未发育成形，辐射可能会导致胎儿畸形。所以准备怀孕以及怀孕初期，女性都应该尽量远离计算机。

如何减少计算机的危害

定期检测工作环境的电磁场，另外通风、照明等设备也要常检测，在计算机多的办公司安装空气清净机。其次，长期面对计算机的人会受微波辐射的伤害，但受伤害的程度会根据个人体质的不同而有所差别。

平时就应该重视、加强体育锻炼，以增强体质，降低受损伤的程度。长期坐在办公室面对计算机的准爸妈，更要不时起身走动，可以降低褥疮的发生率，并活动筋骨。另外，从事计算机操作的人员尤其应该注意补充营养、合理膳食，增强抵抗力。

家里的"健康杀手"

人们生活的环境中可能处处存在着影响健康的因素，尤其是女性们，每天除了要工作，回到家还要做家务。在劳动过程中，难免会接触到各种有毒物质，使身体受到伤害。如果有受孕计划的女性更应该提高警惕，因为这些有害物质不仅会影响身体健康，而且不利于胎儿的生长发育。所以女性一定要警惕以下家庭中的"健康杀手"：

1.家庭装潢材料

人们为了追求时尚，美化环境，会在墙壁、家具的表面都刷上一层油漆。这样做给家的美观性增色不少，但油漆和有机物挥发出来的苯酚等有毒物质对人体的伤害非常大。还有，家庭中的装饰材料，如人造纤维板、泡沫等物品散发出来的甲醛气体，会导致人罹患呼吸道发炎及其他疾病。所以不要急着住进新装修好的房子，而且应该常开窗户，保持通风，使室内的有毒气体扩散掉，减少对人体的伤害。

2.油烟

厨房是很多爱美女性不愿待的地方，因为厨房里的油烟对人体的伤害非常大。油烟不仅会伤害皮肤，而且油烟的浓度越高，包含的有害物质就越多，对人体的伤害也越大。所以厨房中最好能安装抽油烟机、排气扇、烟囱或烟罩，炒菜时把窗户打开，保持通风。另外，厨房内的空气很潮湿，以及天然气燃烧后排出的气体，都会影响人体健康。尤其是有受孕计划的女性更应该减少待在厨房中的时间，降低受有毒物质伤害的可能性。

3.热水

劳累一天再洗个热水澡，会让人感到神清气爽。殊不知洗澡水的温度过高，也会有损人的健康，因为热水在汽化时会产生一种叫氯仿的致癌物质，所以洗澡水的温度不宜太热。

4.衣服

新买的衣服中可能含有防腐剂福尔马林，如果直接与人体接触，对皮肤非常有害。新买的衣服一定要先洗一遍后再穿着。另外，有些材质的服装都要求干洗，而干洗清洁剂中含有一种名叫四氯乙烯的化学物质，它具有超强的去污力，但人体与之接触后可能会致癌。所以干洗过的衣服一定要放在室外晾一晾再穿。

5.清洁剂

清洁剂大都含有强酸、强碱或是对人体不好的化学物质，使用时一定要戴上口罩以及手套，避免直接接触。

长期接触X光的夫妻不要急于怀孕

一旦有了怀孕计划，无论是丈夫还是妻子都应该远离X光的照射，尤其是那些因为工作等原因需要长期接触X光的人。因为X光会杀伤人体内的生殖细胞，即使在怀孕前4周受到X光的照射也可能会影响到下一代的健康。尤其是接受过腹部透视的女性，一定要在4周后再受孕。怀孕期间也要尽量避免X光照射，有调查发现，1,000个色盲儿童患者中，多数孩子的妈妈在怀孕期都受到过X光的照射。所以有怀孕计划的夫妻一定要尽量避免X光照射，而且受孕前4周忌X光照射。

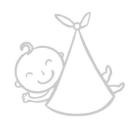

实现高质量受孕

新婚夫妇的性生活一定要注意好"度"，并不断检讨既有经验，以达到夫妻生活和谐的状态，这样既有利于夫妻健康，也有利于良好受孕。

新婚夫妇性生活禁忌

一般来说，新婚期时性交次数比较频繁，时间长了会逐渐减少为每周1~2次，40岁后的中年人通常是1~2周一次。

通常新婚夫妇会因为新婚，性生活过于频繁。但往往又因为缺乏经验而导致性生活出现问题，如果处理不慎，就会对夫妻双方造成伤害，甚至会影响受孕。下面我们就为新婚夫妇介绍一些性生活方面的禁忌：

① 因为新婚夫妇性生活过度频繁，往往会导致生殖器官和尿道充血、水肿，出现频尿、尿急、尿痛等症状，严重时还会出现血尿、肾盂肾炎，严重影响受孕。一旦出现上述症状，一定要及时治疗，并暂时停止性生活。

② 初次性交会造成女性的处女膜破裂、出血，一般情况下出血量不多，不需要治疗。但若丈夫的动作过于粗暴而导致阴蒂、阴唇或阴道受损而大量出血，甚至休克，那么一定要及时去医院检查、处理伤口。为了防止类似情况发生，所以性交时动作一定要温柔，双方互相配合，以达到性生活和谐。

③ 性生活过度频繁、过少或突然中断，都可能引起男性摄护腺充血、分泌物淤积而诱发慢性摄护腺

炎。甚至出现频尿、尿痛、排尿困难的症状，造成性功能障碍、早泄、梦遗、阳痿以及神经衰弱。

人为提高受孕机率的方法

1.分居静养法

因为夫妻性交次数过于频繁，会导致肾气亏损，男性精子的质量和数量都会降低。而分居静养，可以调养身心，待身心调整恢复到最佳状态，肾气旺盛，精充血盈再同房，就十分有利于受孕。

2.改变性交姿势

性交时，妻子可以将一个小枕头或其他柔软的物品垫在臀部，以抬高臀部，使身体处于臀高头低的位置。这样在性交后，能使精液顺利通过阴道流向子宫颈并到达子宫腔，经过子宫腔到达输卵管，与在此等候的卵子结合，防止精液从阴道流出。

3.透过药物调经

女性的月经周期是否正常与能否顺利受孕关系密切。如果女性的月经失调，或出现暂时性的停经，那么应及时到医院治疗。医生可以透过药物改变女性体内激素的分泌，使月经恢复正常。这是一种可靠而且科学的方法，而且能有效提高怀孕的机率。

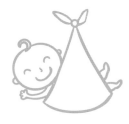

运动有助受孕

父母拥有好的身体素质，能为下一代提供较好的遗传基因，并有利于加强孩子的心肺功能，增强其摄氧能力，减少单纯性肥胖的发生机率，对怀孕和生育都有很多好处。

进行身体锻炼前，首先要明确健康的标准。健康包括身体健康和心理健康两个方面。一个健康的人，能从容不迫地应付日常生活和工作中遇到的问题，而且不会感到精神疲劳。可以保持乐观的心态，积极向上，睡眠质量高，能抵抗普通的感冒和传染病。身体匀称且挺拔，肌肉富有弹性。眼睛明亮，思维敏捷。锻炼还能使肌肉富有弹性，关节灵活，骨骼坚硬，能增强女性骨盆部肌肉的力量，有利于日后顺利分娩。

怀孕前宜加强体能运动

1.合理安排时间，增强身体素质

应以放松身体、振奋精神、不感到疲劳为标准。活动时间在15～30分钟，运动方式可以是散步、慢跑、瑜伽、健美操等。假日可以进行登山、郊游等活动。

2.正确的运动概念

首先，要选一个空气清新的地方，这样才能保证人体所需氧分充足。运动前要做好准备活动，全身活动开后再做单一练习。运动后要放松四肢，调整好呼吸，不能大量饮水和洗冷水浴。

运动贵在长久，只有这样才能真正达到提高身体机能的目的。

适合女性的运动

女性在怀孕前制订一套适合自己的运动方法是非常有益处的。对于男性来说，女性的力量较小，耐力较差，但柔韧性和灵活性都较好，因此可以选择健美操、游泳、瑜伽、慢跑等运动。户外运动，如散步、慢跑、爬山等也比较合适。这些都属于全身性运动，有助于消耗体内多余的脂肪，对塑造女性形体很有效。

因为人体的变化是缓慢的，所以无论选择哪种运动方式，一定要做到长期坚持，才能达到目的。平时没有运动习惯的女性一旦有了怀孕计划，最好能立即行动，在怀孕前花较长的时间运动，将身体调节到最佳状态，有利于怀孕和生产。

怀孕前宜多散步

散步是众多健身方法中最简单，而且效果不错的一种有氧运动。散步可以使人的气血流畅，经络畅通，关节灵活，所以能防治神经衰弱、糖尿病、肥胖、消化不良症等疾病。另外，散步不会受年龄、性别、体质的影响，更不需要特别的场地。散步是不拘形式的从容踱步，宜闲散、缓慢地行走，只要四肢自然、协调地运动，就能使全身的肌肉、关节得到适度的锻炼，使人的情绪保持放松状态。

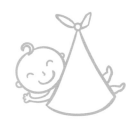

改变生活，轻松受孕

"细节决定成败"，细微处没有做好，就可能影响整件事的结果。妻子能否良好受孕，受到很多因素的影响。因此夫妻应该重视生活中的细节，为受孕创造条件。

女性每月只有排卵期那几天具有受孕能力，怎样才能把握住这个机会呢？有些女性很容易就受孕了，并安全度过怀孕期，顺利分娩。而有些夫妻身体都健康，妻子却始终无法受孕，也找不出原因。这时可以向有经验的人求教。

其实，只要夫妻身体健康，都具有生育的能力，那么只要在生活中稍加留心，养成良好的生活习惯，受孕也并非难事。

女性怀孕前不宜常逛街

爱逛街是很多女性的天性，因为逛街通常能选购到不少自己喜爱的物品，还能当作是一种休闲娱乐的方式。不过，有怀孕计划的女性就应该尽量少逛街，因为经常逛街会给你带来不少危害。

1."挤"出的伤害

外出逛街，无论是乘车还是在逛商场的过程中，难免会遇到人多拥挤的情况，尤其是当商场推出各种优惠活动，很多人更是蜂拥而至。如果又适逢假日，人流量会更大。

殊不知，拥挤对人体健康会产生一定的负面影响。一方面，拥挤的地方容易发生踩踏事件。另一方面，拥挤的场面可能会导致人精神紧张，心理恐慌，甚至出现心跳加快、血压升高、恶心、呕吐等不适症状。

2.细菌的伤害

研究者曾对大型商场的空气质量做过检测，结果显示在这些人口密集的地方，空气中的细菌含量较高，悬浮颗粒类污染物的浓度超过标准值数倍，而且二氧化碳的含量比室外高出近三倍。如果人长时间待在这种空气混浊的环境中，那么健康难免会受到伤害。一旦人体血液中的二氧化碳含量升高，就会出现头昏脑胀的症状。而空气中的悬浮颗粒过多，还会引起呼吸道疾病。

3.噪声的伤害

很多商场为了招揽顾客，都会在柜台边放一台大型的音响设备，播放音乐的分贝数都不低。在这样吵杂、空气质量又不好的环境中，人体会出现晕眩、胸闷等不适症状。另外，噪音还会刺激人的脑部神经，使人心烦气躁、反应迟缓。

4.毒素的伤害

通常商家都会花心思把店面装修一番，很多人会在装修完毕后立即投入使用。室内的装饰材料会散发出有毒物质，不仅会污染室内的空气，刺激人的眼睛、鼻子、喉咙和皮肤，还会引起流泪、咳嗽、打喷嚏、皮肤过敏等不良症状。这些都会降低人体的抵抗力，不利于怀孕。

保持环境卫生

室内装修材料，以及人体在新陈代谢过程中会产生很多的废气、废物，例如：二氧化碳、氨气等等。科学家曾做过实验，让三个人待在一间10平方米的房间内看书，并将门窗紧闭。三个小时后后再检测室内的空气质量，发现二氧化碳的含量增加了将近三倍，氨气的含量增加了二倍。如此高浓度的废气会导致人胸闷、无力、头晕，注意力难以集中等。

经常待在空气受污染的环境中，对人的身体伤害很大。所以有怀孕计划的夫妇，尤其是已经怀孕的女性，更应该远离这样的环境。环境因素常常被人们忽视，这个观点应该纠正。下面就列举一些环境因素对胎儿影响的方法：

1.居室整洁

每天都要打扫居室的卫生，还要定期做大扫除，除了要保持地面的清洁外，还要把墙面、家具表面的灰尘、污垢清除干净。另外要经常扫地、拖地，家具上的灰尘要用湿抹布擦，这样能防止灰尘飞扬，而且家具下面的空间也不能忽略，床下最好不要堆积杂物。再者，房间内的物品最好摆放整齐。

2.室内空气流通

想保持室内空气流通，经常打开门窗通风换气是最佳的方法。如果家里安装冷气，开启冷气一段时间后应该打开门窗，保持室内空气清新。夏季最好整天都开启窗户，即使冬天气温较低，也应该经常打开窗户换气。买新房分配房间时，要把向阳的房间当作卧室。

3.注意个人卫生

科学家曾对室内的尘埃做过检测，发现尘埃中90%的成分都是人体皮肤脱落的细胞，而且人体中经汗液蒸发掉的尿酸、尿素、盐分、皮脂腺的分泌物都是透过皮肤散发到空气中。一个健康的人，每天透过吐痰、咳嗽以及打喷嚏等，至少会排出400亿个细胞和病毒。它们散播到空气中，也污染了环境。如果是病人，那么排出的有毒物质会更多。

所以，为了减少自身对环境的污染，一定要注意个人卫生，勤洗澡，勤换衣物，勤理发，勤剪指甲。另外，床单、被套要经常洗，被褥也要经常拿出来晒一晒。

不宜马上搬进新房

准爸妈在怀孕前住新房不利于身体健康，孕妈咪在新房中度过怀孕期也不利于胎儿生长发育。很多人刚住进新房都会有这些不舒服的感受，如：头晕、失眠、四肢无力、气喘，严重时还会出现心慌意乱、食欲不振、精神忧郁、记忆力衰退等。这些现象可能都是因为修建新房和室内装修过程中所用到的装修材料，以及新家具中散发出来的有害物质所造成的，这些有害物质包括氯乙烯、聚乙烯、甲醛、酚、铅等等。

另外，它们之间相互作用，还可能产生新的有毒物质，并增强毒性，这些毒性物质肉眼难以察觉，却会对准爸妈的身体造成不小的危害。而新装修好的房屋湿度相对较大，这就导致有毒物质和粉尘、颗粒状的污染物滞留在室内。如果新装修好的房屋经常关闭门窗，那么被污染的空气就很难排出室外。因此新婚夫妇不宜立即搬入新房。

怎样减少新房内的污染物？

新装修好的房子内有很多有毒物质，下面我们就介绍一些能降低室内有害物质的方法：

1. 等到新房内装潢完毕、油漆干燥后，空置一段时间后再搬进去，这样能把室内的有毒物质的含量降到最低。

2. 最好在搬家前一段时间把新房的门窗都打开，通风换气，使空气形成对流，促进有毒物质的挥发，同时还能使油漆味以及其他建筑材料散发出的异位散去。另外，搬进新家后，也应该打开窗户，保持室内空气流通。

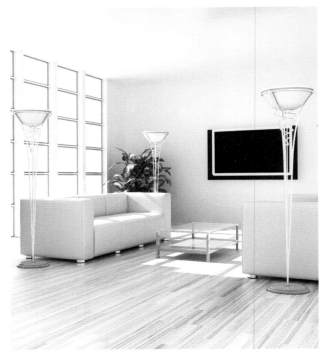

↑ 新房装潢完毕后，最好空置一段时间再搬进去。

3. 新房的装修不宜过于复杂，这样能避免装饰材料带来更多有毒物质，加重新房的污染。

4. 可以在室内养殖一些具有消毒、除异味的植物，例如：仙人掌、常春藤、吊兰、龟背竹等等。

5. 如果新房的空气流通不佳，除了打开门窗让空气流通之外，最好安装抽风机或是使用空气清净机，让室内的空气可以更好的对流，才不会长期累积有害物质在新房内，对大人或小孩的身体都不好。

怀孕前使用冷气宜注意这些问题

炎热的夏季，很多人都喜欢待在有冷气的房间里。实际上，冷气虽然给人们带来了凉爽，但却使室内的空气更污浊。据环保机构调查显示，使用冷气的房间内污染物比普通房间要高出近20倍。

如此多的污染物是从何而来呢？其实，人在室内吸烟，装饰材料散发出来的有毒物质，家用电器在使用过程中产生的辐射等等，都是污染物的来源。如果再加上长时间使用冷气，而不开窗通风，那么污染物以及肉眼看不见的霉菌就会吸附在地毯、窗帘等地方。

大多数冷气不具备空气交换和负离子设备，而且人们在开启冷气时，通常会关紧门窗。此时，冷气产生的气体是多次循环使用的空气，与自然空气相比，缺少了人体不可或缺的负离子。长期生活在这样环境中的人，就会因为缺少新鲜空气而导致身体抵抗力降低。另外，因为室内外温差大，人们频繁出入，忽冷忽热，很容易生病。女性在怀孕前及怀孕期使用冷气时，室内外的温差不宜太大，并且要经常打开门窗通风换气。

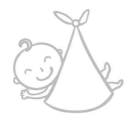

提高睡眠品质

大多数人对睡眠的理解，是困了就躺在床上，慢慢进入睡眠状态。不过，睡眠质量与人的健康密切相关。

人在夜间睡觉，能消除白天活动导致的疲劳，使大脑和身体都得到充分的休息和调整。如果能确保良好的睡眠质量，那么清晨醒来后会觉得精神饱满，精力充沛，神清气爽。由此可知，良好的睡眠质量对身心都非常有利，尤其对有怀孕计划的夫妻来说更是重要。

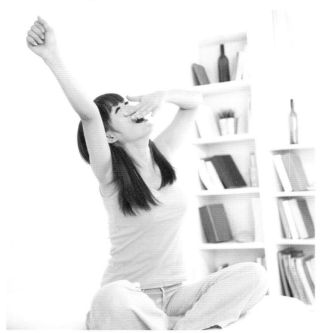

↑ 确保良好的睡眠质量，能帮助受孕。

睡前宜做好的五件事

为了保证睡眠良好的质量，使身体得到充分休息，睡觉前应先做好这五件事，对促进睡眠很有帮助：

1.刷牙、洗脸

晚上睡觉前一定要洗脸、刷牙。洗脸一定要保证皮肤得到彻底的清洁，清除脸部污垢，尤其是有化妆习惯的女性，卸妆要彻底，使皮肤放松。很多化妆品中都含有对身体有害的重金属和化合物等，有损女性身体健康。尤其当你有了怀孕计划，就更应该重视这个问题，因为只有保证了母体的健康，才能保证宝宝的安全。

睡觉前刷牙比早晨刷牙更重要，因为这不仅能清除口腔内的食物残渣，保持口腔清洁卫生，防止细菌的滋生，而且还能让人安稳入睡。

2.适量饮水

睡觉前饮用少量的水或牛奶，能促进睡眠，提高睡眠质量。处于睡眠状态的人，身体活动并非完全静止，各项器官仍然在工作，例如人体可能会因为出汗、呼吸、排泄废物等活动排泄水分。所以人在睡觉前可以喝少量的水，这样可以达到稀释血液的作用，有利于血液循环，防止形成血栓。

3.梳头

梳头能促进头部血液循环，有利于大脑放松，促进睡眠，还能达到保护头发的作用。睡觉前梳头最好选用木梳，也可以直接用手指梳，动作一定要轻柔，梳至头皮发热即可。

4.洗脚

每天晚上睡觉前，一定要用温水洗脚，最好是能泡20分钟。泡脚能对大脑产生良性的刺激，促进血液循环，消除疲劳，增进睡眠。

5.保持空气清新

在夏天为了让房间更凉爽，人们习惯开着窗户睡觉，这样做可以促进睡眠。即使是寒冷的冬天，也最好在睡觉时打开窗户，保持室内空气流通，这样才能保证睡眠时吸入充足的氧气。

最佳入睡时间

无论什么样的作息时间，只要生活有规律，一般还是能保证睡眠质量的。但若作息时间不规律，打破了睡眠的节奏，那么就不能保证良好的睡眠，甚至还会影响身体健康。有怀孕计划的夫妻更应该重视睡眠问题，调整好睡眠时间，有利于健康怀孕。

科学家们透过大量的实验发现，睡眠质量的好坏不仅取决于睡眠时间的长短，还和入睡的时间有密切关系。那么，什么时候入睡才能保证良好的睡眠呢？答案就是晚上21：00～23：00之间，凌晨2：00～3：30之间，中午12：00～13：30之间。这些时段，人的精力下降，反应也较迟钝，思维减慢，在此时睡觉，能快速进入梦乡。

如何预防失眠

1.适量的运动

运动是防治失眠的最好办法。因为透过体育锻炼，可以使大脑皮质神经细胞的兴奋和抑制状态得到调整，避免大脑神经的能量消耗过度。锻炼的方式有很多，比如慢跑、散步，但要以不感到疲劳为宜。也可以是躺在床上后自己按摩穴位，例如按内关、神门、足三里等穴位，都能改善睡眠。

2.放松大脑

如果大脑处于兴奋状态，是很难进入梦乡的。特别是在临睡前说笑过度，大脑皮质就会长时间处于高度紧张、兴奋的状态，在这样的情况下想入睡是很困难的。即使入睡，大脑皮质的某些兴奋点还处于活跃状态，人就很容易作梦过多，影响休息。所以在睡觉前一定要使大脑皮质由紧张、兴奋状态逐步进入放松、松弛的境界，这样既能很快进入睡眠状态，也能使大脑完全放松，得到很好的休息。

3.良好的睡眠环境

环境吵杂、光线过强，或者外界振动明显等环境因素的刺激，都会干扰睡眠。想要保证良好的睡眠质量，最好在幽静、整洁、舒适的环境中睡觉。如果你的居住环境不是很安静，那么可以试着保持内心的平静，透过心理调节来消除外界环境的干扰。另外，室内温度过高或过低，空气不流通等环境因素也会影响睡眠。因此为了保证睡眠质量，一定要保持房间整洁，卧室温度在18℃～20℃之间最佳。即使是冬天，睡觉前一段时间就把窗户打开换气，有助于促进睡眠。

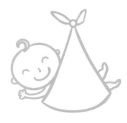

怀孕前要做好心理准备

孕妈咪的情绪和心情也直接影响着胎儿的发育，因此夫妻双方在怀孕前应该做好心理准备，并达成共识，这样才能为胎儿提供良好的生长发育环境。

多数新婚夫妻在筹组建立家庭之后，就会开始计划未来孕育宝宝的事情。在夫妻的共同努力下，妻子成功地受孕，面对这样的结果当然最理想，而准爸妈们的健康与心理状态等，都能为宝宝的发育提供良好的环境。但有些夫妻暂时还没有怀孕计划，甚至觉得怀孕会打乱生活步调。

现实生活中有很多女性在知道自己怀孕后，除了喜悦和兴奋，但同时也会有一丝焦虑，担心自己将来无法扮演好妈妈这个新角色。其实，有这种心理很正常，但是只要保持乐观、积极的态度，一定能孕育出一个健康又聪明的宝宝。

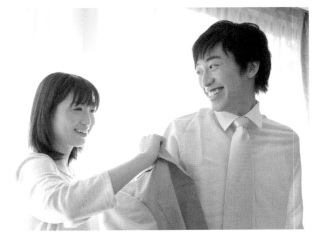

⬆ 怀孕前不要给自己太多压力，生男生女一样好。

对怀孕保持积极心态

一般的夫妇认为结婚后孕育小宝宝是理所当然的事，但有些年轻夫妇并没有做好即将当父母的心理准备，就得知怀孕消息，双方都乱了手脚，甚至感到惊恐，不知道究竟该生下孩子还是选择堕胎。其实，即使意外怀孕，也应该愉快地接受事实。丈夫应该帮助妻子顺利度过怀孕期，同时也为将来教育孩子打下坚实的基础。只要夫妻共同努力，调整心态，承担起父母的责任，一切问题都可以迎刃而解。另外，夫妻间还要和睦相处，为宝宝的发育创造温馨的家庭气氛。

这些受孕心理是不健康的

有些年轻夫妇暂时还没有孕育宝宝的计划，但又没有采取避孕措施。妻子怀孕后，夫妻对孩子的"去留"问题始终犹豫不决，如果这种矛盾心态不尽快调整，肯定会影响胎儿发育。有些夫妻对怀孕持排斥态度，觉得怀孕会影响两人的生活质量。

妻子一旦怀孕，情绪就会变得很压抑。有些甚至只偏爱男孩或女孩。甚至有些夫妻仅仅为了维持夫妻关系或弥补精神上的空虚而怀孕。以上这些例子都是不顾胎儿健康的受孕心理。所以，我们提倡怀孕前就应该做好各种准备，顺其自然地怀孕，并接受怀孕的事实。

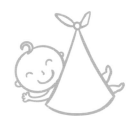

怀孕前应接受健康检查

夫妻双方应在怀孕前半年左右，到医院做一次全面、正规的检查。不要觉得生孩子是妻子一个人的事，丈夫的遗传基因和健康状况对宝宝的影响同样很大。

夫妻都应接受的常规检查

1.血液检查

血球检查、红血球、血沉、血红蛋白、血小板等项目的检查，以便及时发现与营养、消耗、遗传、贫血相关等疾病，同时检查夫妻双方的血型是否在ABO、RH系统内之血型或者是不在上述之内。

2.尿液检查

尿糖、红血球、白血球等项目。排除糖尿病、尿道炎、尿道感染、肾脏炎等疾病。

3.肝功能检查

主要是检测B型肝炎表面抗原是否正常，排除罹患各型肝炎的可能。

4.身高、体重的检查

肥胖或过瘦都不利于受孕，应该把身体调整到最佳状况血压检查怀孕会危及到高血压患者的生命。

5.内科

包括心电图、X光检查等，检查器官是否正常。

怀孕前女性宜接受口腔检查

有怀孕计划的女性一定要重视口腔检查，因为口腔健康是保证安全度过怀孕期的前提之一。在怀孕之前，宜接受以下项目的口腔检查：

1.牙龈炎和牙周病

女性怀孕后，体内的雌性激素会明显增多，导致牙龈血管增生，诱发牙龈炎。如果女性在怀孕前就患有牙龈炎或牙周病，怀孕后发炎会更严重，极易出血，并妨碍进食。另外牙周中细菌过多，会破坏牙周骨组织，导致牙齿松动、脱落。严重时还会出现早产，婴儿体重过轻等问题。

2.蛀牙

如果怀孕前就有蛀牙，那么怀孕会加重病情，甚至诱发牙髓炎或根尖炎。如果患了牙病，不仅孕妇疼痛难耐，而且服药也可能对胎儿不利，所以准备怀孕前最好先治愈蛀牙。

3.阻生智齿

智齿是指口腔内牙槽骨上最里面的上下颚各两颗臼齿，因为其生长位置特殊，给清洁带来了很多不便，智齿容易诱发蛀牙、牙周病，牙髓炎。长智齿的时间正好是育龄女性怀孕的时间，所以在怀孕前应该到医院检查，并向医生咨询处理意见。

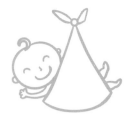

不宜怀孕的情况

女性孕育宝宝一定要选择好时机，因为只有当夫妻双方的身体都处于良好状态下，才能实现高质量受孕。

怀孕有很多必须注意之处，除了要做好物质和心理上的准备之外，还应该排除不利因素的影响。女性应该在身体状况良好的情况下才选择受孕。

剖腹产后不要急于怀孕

剖腹产后很快又怀第二胎，会有损孕妇的身体健康，也会影响胎儿的生长发育。剖腹产手术按照子宫体部位可以分为：子宫体部剖腹产和子宫下段部剖腹产。无论是哪种类型的剖腹产，产后短时间内怀孕，都可能发生子宫破裂，造成难以挽回的损失。

通常接受过剖腹产手术的女性，若想再次怀孕，至少应该等两年，这样子宫才能得到充分的愈合和恢复。

摘除避孕环后不宜立即怀孕

避孕环置入阴道内，可持续释放低剂量雌激素及第三代黄体素，透过阴道黏膜吸收，达到避孕的目的，避孕效果可达到99%以上。避孕环是植入的异物，无论时间长短，必然会对子宫内膜等组织产生一定的损害，影响受精卵的着床以及胎儿的生长发育。

所以，女性在摘除避孕环后不要立即受孕，要先让子宫内膜得到恢复，这样才能优生优育。通常摘除避孕环后，要等月经恢复正常的3~6个月后再

怀孕，期间应该采取其他的避孕措施。

早产、流产后如何选择再孕时间

早产或流产会导致内分泌失调，身体机能紊乱，而且子宫等生殖器官也受到了不小的伤害，需要较长的时间恢复。特别是经历了人工流产的女性受到的伤害更大。如果在短时间内再次怀孕，会因为子宫等器官的功能尚未恢复而影响受精卵着床，甚至影响胚胎及胎儿的发育。所以，出现早产或流产的意外情况时，最好过半年时间再受孕。只有让女性的身体得到充分休息，生殖器官完全恢复，才能为受孕创造良好的环境。

避孕期间不宜怀孕

女性口服避孕药避孕失败后所生的孩子，以及停药后短期内怀孕所生的孩子，出现先天性畸形的机率非常高，即使新生儿有幸没有导致畸胎，但药物对其后天发育的影响也很大，其智力、体重、生长速度等方面都会受影响。所以，口服避孕药失败，或停用避孕药不足六个月就怀孕，都应该及早中止怀孕。

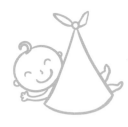

夫妻性生活要和谐

性生活与怀孕关系密切，所以夫妻间一定要重视性生活的和谐，养成良好的习惯，提高性生活的质量，有利于健康受孕。

夫妻间和谐的性生活是良好受孕的基本保证。另外，环境也会影响性生活的和谐，卧室的环境要尽量安静，保持室内空气流通，室内摆设整齐，床上用品清洁，最好是散发出淡淡的清香。这样的环境会对人的心理产生正面影响，让夫妻心情舒畅，能身心完全投入其中。另外，性交体位也是影响受孕的一大因素，有些体位会增加受孕的机率，合适的性交体位能促进双方达到性高潮，有利于精子进入子宫，大大增加受孕的机率。如果夫妻有了怀孕计划，就应该在性生活习惯以及性交体位等方面多注意，这样才能提高受孕机率。

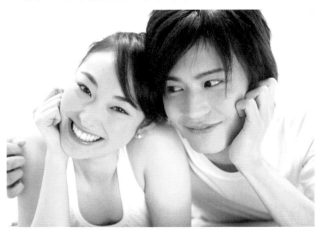

↑有了怀孕计划，就应该在性生活习惯以及性交体位等方面多注意，以提高受孕机率。

夫妻宜养良好性生活习惯

1.男女都宜保持外阴清洁

女性的外阴有很多皱折和阴毛，这恰好为汗腺皮脂腺和阴道分泌物提供了"藏身之处"。而阴道又正好处于尿道和肛门之间，很容易受细菌入侵。男性的阴茎外部有阴毛和皱皮，秽物往往栖身于此，尤其是包皮和龟头之间常常积有一些包皮污垢。

这些污垢很容易在性交时被带入女性阴道内，引起阴道发炎，甚至会影响受孕，严重时还会影响胎儿的发育，或导致不孕。

所以，无论男女都应该保持外阴清洁。而且每次性交前都宜清洗阴部，防止在性交过程中，让污垢被阴茎带入阴道内。

2.掌握合适的性生活频率

夫妻之间应该根据双方的身体状况，以及所处的环境等多方面的因素，来调节合适的性生活频率。一般说来，宜满足双方的正常欲望，使身心感到愉悦，且不会过度疲劳，精力不受损为最佳。这样的性生活也有利于夫妻的健康。如果性生活后感到非常疲劳，导致精神不振，那么就会影响工作和生活，此时应该适当调节性生活的节奏和频率。

3.男性宜治疗包茎

男性的阴茎上，龟头被包皮紧紧包裹着而不能暴露出来，就称之为包茎。包茎会导致龟头和阴茎处的包皮污垢长期累积，引发阴茎炎，时间长了还可能导致癌症。而且在性交过程中，男性可能将包皮污垢带入女性阴道中，导致女性阴道发炎，严重时会影响怀孕。所以，男性宜在婚前做割除包皮的手术。

有利于怀孕的性交体位

1.男上女下相向的姿势

这种姿势是最普通的性交体位，有利于受孕。尤其是在丈夫射精后，妻子可以在臀部下面垫一个小枕头以抬高臀部，防止精液外流，提高受孕机率。

2.屈膝性交体位

这种性交体位也是男上女下，只是妻子需要弯曲双腿，也可以把腿放在丈夫肩上，这样一来，阴道会缩短，阴茎能更深入阴道。由于臀部抬起，所以阴道能更有效地储存精液，防止流出阴道，利于受孕。

3.跪姿

妻子跪着，放低上半身，并抬高臀部。虽然采用这种体位，在性交时阴茎插入阴道不深，但阴道腔的位置相对较低，阴道张开，有利于储存精液。

无论采取哪种性交体位，储存精液是最重要的原则，所以丈夫射精后，妻子最好把臀部垫高，并保持这种姿势约30分钟，以便精子顺利进入子宫。另外，性交完后1小时内不要排尿，以免排出阴道内的精子。

性生活要注意的事

夫妻间如果出现下列这些情况都不宜过性生活，因为在这样的情况下过性生活不但无法满足，而且还会影响双方的身体健康和夫妻感情。

① 夫妻间任何一方患有严重疾病，不宜进行性生活。

② 妻子正处在经期时，抵抗力会下降，为了防止细菌感染，千万不要进行性生活。

③ 妻中任何一方感到疲劳，或精神状态不佳，都不宜过性生活。

④ 夫妻中任何一方拒绝过性生活时，都不宜强求。

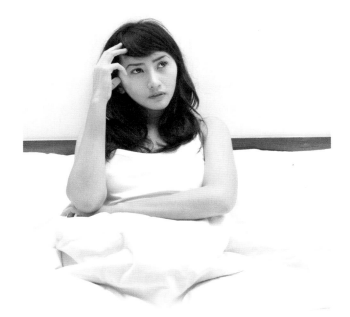

⬆疲劳或精神状态不佳，都不宜有性生活。

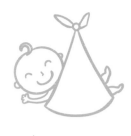

在最佳状态下受孕

怀孕的确是件顺其自然的事，但其中也有很多事情要讲究，例如准爸妈在什么年龄最适合生育，以及最佳的受孕季节，最佳受孕时间，以及在哪些情况下不宜受孕等问题。

每对夫妻都希望能孕育一个健康、聪明的宝宝，除了在怀孕前做好准备工作外，还要选择性地受孕。生命的形成充满了偶然的因素，想要实现高质量的受孕就需要满足更多条件。首先，夫妻双方都要保证身心健康，和谐的性生活是受孕的基本保障。通常情况下女性每月都会排出一个卵子，卵子的存活时间为3～5天，但卵子在排出的15～18小时内是最佳的受孕时间。另外，受孕还要选择季节，因为在适宜的季节受孕，不仅有利于孕妈咪顺利度过怀孕期，也有利于产妇的身体恢复和新生儿的成长。其实只要细心做好准备工作，排出不利因素的影响，受孕有何难呢？

夫妻在什么情况下不宜受孕

如果夫妻中一人或双方，在体力或脑力劳动后感到过度劳累，或者在剧烈的运动后，精力、体力消耗过多，那么就不宜受孕。如果夫妻一方经历了激烈的争吵，或心里极度愤怒，情绪很激动的情况下，也不宜受孕。虽然受孕和性生活密不可分，但性生活过于频繁也是导致不孕的原因之一，因为此时容易出现精液减少，精子质量下降，妻子精力不足等不利于受孕的情况。

上面提到的这些情况可能会给受孕带来困难，或造成不孕，影响胎儿的健康，甚至导致胎儿畸形或先天性疾病。所以受孕要在夫妻双方身体健康、心情舒畅、精神放松的情况下来进行。

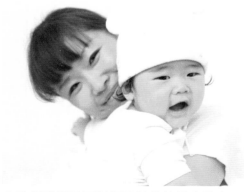

⬆ 选择性受孕可以提高胎儿的健康机率。

TIPS

女性受孕的理想体重

孕妈咪除了要重视补充营养，还要保持理想的体重。理想体重（千克）=身高（厘米）－105你的实际体重与计算出来的理想体重相差在10%以内为标准，超过10～20%为超重，超过20%为肥胖，低于10%～20%为偏瘦。

选择最佳的生育年龄

父母都希望自己的宝宝身体健康、聪明伶俐。怎样才能做到这一点呢？选择最佳的生育年龄来孕育下一代是非常重要的。

女性在22岁前，身体各器官还处于发育期，生殖系统也还不完善，如果在此时怀孕，分娩时会给生殖器造成伤害。而且女性在发育期，需要大量的营养物质，如果过早生育，就会造成胎儿和孕妈咪营养不良。出现流产、早产、难产的机率也非常大。通常，女性的各脏器、生殖器官、骨盆和牙齿要在23岁左右才会发育成熟，而且此时人的心理也会更成熟，所以23～29岁之间是最佳的生育年龄，而超过35岁的孕妇难产机率和胎儿的畸形机率更高。

选择最佳的受孕季节

夏末秋初的7～9月是受孕的最佳季节，此时正值秋高气爽，便于孕妇休养，而且各种蔬菜、水果也不断地上市，孕妇能够摄取丰富的营养物质，有利于胎儿生长发育。

如果是在7～9月之间怀孕，宝宝会在来年的4～6月份之间出生。春末夏初时节，气候舒适，婴儿洗澡不易受凉，还可以常常开窗透气，或进行日光浴，预防佝偻病的发生。夏天的蔬果丰富，产妇可以摄取丰富的营养，产后的伤口易愈合，而且奶水充足。盛夏来临，新妈妈和宝宝的抵抗力有所提高，能顺利度过酷暑。而到了寒冬，宝宝已经半岁了，健康过冬不成问题。

选择最佳的受孕时间

正常的育龄女性，在每次月经来潮前的14天左右，都会排出一个成熟的卵子，卵子在数分钟后到达输卵管的壶腹部，在此等待精子。受精卵形成后，便会在子宫内膜着床，慢慢变成胎儿。卵子被排出后的15～18小时内是最佳受孕时间，超过24小时未受精，卵子就会开始变性。另外，精子的存活期为3～5天，一旦超过时间，精子就失去了受精能力。所以在排卵日前的2～3天或排卵后的24小时内性交，是受孕的最佳时间。

不宜在盛夏怀孕

盛夏气温普遍偏高，人体很容易出汗，而随着汗液的排出，大量的无机盐、维生素、胺基酸等营养物质也会流失。这些问题都直接影响着营养的摄取，如果女性在这个时候怀孕，势必会影响胎儿的正常发育。

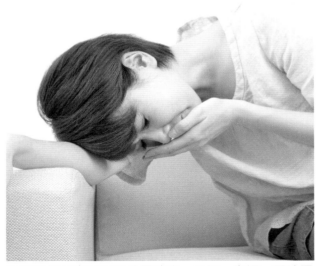

⬆夏天怀孕容易出现头晕脑胀、心悸、胸闷、四肢无力、精神疲乏等症状。

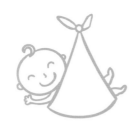

在第一时间判断怀孕

生育年龄的女性，如果未采取避孕措施，那么在婚后一年内怀孕的机率非常高。女性最好能尽早知道自己怀孕的事实，这样才能做好准备，而且对母婴都有好处。

女性一旦有了怀孕计划，就应该随时注意自己身体的变化，以便能在第一时间判断自己是否怀孕。因为怀孕初期是胎儿各器官形成的重要时期，外界一点微小的刺激都可能对胎儿造成极大影响。有一部分女性在已经受孕的情况下却毫不知情，如果服用了某些可能导致胎儿畸形的药物，或者受到辐射的影响，那么后果是非常严重的。

早孕反应因人而异，有些人怀孕后很快就有了反应，有些人却很不明显。所以，有怀孕计划的女性一定要随时注意身体的变化，及时检测自己是否怀孕，以避免不利因素对胎儿的影响。

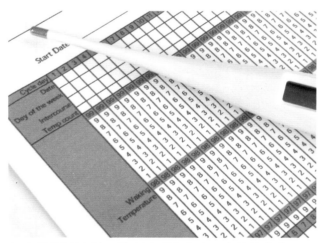

↑有了怀孕计划，就该随时注意自己身体的变化。

怀孕的自我 "诊断"

1.月经停止

如果你的月经一直都很规律，那么月经一旦超过正常周期10日还不来，首先就应该怀疑是否怀孕。月经逾期未到是怀孕最早的讯号，而逾期的时间越长，怀孕的可能性越大。

2.早孕反应

孕妇停经后，身体会出现一连串早孕反应。例如：怕冷，身体感到疲乏、嗜睡、头晕、食欲不振、饮食习惯改变、怕闻油腻味道、恶心、呕吐等。严重时还会有头晕、无力、倦怠等症状。

3.频尿

女性生殖器与膀胱相邻，在怀孕早期，因为盆腔充血，子宫体逐渐增大，牵连膀胱向上推移，就会刺激膀胱而造成频尿。另外，增大的子宫会压迫膀胱，使膀胱储存小便的量比平时少。所以很多孕妇都有频尿且尿量却比平时少的感觉。

4.乳房变化

女性怀孕后乳房会发育，乳头增大，乳头和乳晕的颜色加深，乳头周围会出现一些小结节。另外，乳房还有刺痛和肿胀感，偶尔还会分泌少量乳汁。

5.色素沉淀

多数女性怀孕后，脸部和腹中线部位会出现棕褐色的色素沉淀。

6.基础体温升高

有怀孕计划的女性不妨坚持记录自己的基础体温，如果连续18天体温高出平时标准，就有可能怀孕了，可以进一步到医院做检查。

7.腹胀

怀孕早期，由于体内荷尔蒙的变化，孕妇会有胀气的感觉。有些女性在经期到来前也会有这种感觉。所以在怀孕早期，即使子宫体还没有增大，孕妇也会觉得平时穿起来合身的衣服变得紧绷了。

子宫外孕的判断方法

受精卵的正常受精部位是输卵管，而且最后要在子宫腔内着床。凡是在子宫腔外任何部位着床的统称为异位怀孕，即子宫外孕。通常子宫外孕发病的时间急，病情重，如果处理不及时可能会危及生命。所以，准备怀孕的女性有必要学会自我诊断子宫外孕的办法。下面我们就介绍几种子宫外孕发病症状：

1.停经

多数病人在发病前6周左右会有短暂的停经史，有些病人则因为绒毛组织产生的绒毛膜促性腺激素不足以维持子宫内膜，使得发病时间稍早一些，此时可能会将病理性出血误认为是月经来潮。

2.腹痛

受精卵在输卵管着床，使得输卵管被破坏，而腹痛就是主要的症状，多为突发性下腹一侧有撕裂般的疼痛，或阵痛，甚至还伴有恶心呕吐的症状。

此时刺激膈肌，会引起肩胛部位放射性疼痛，如果盆腔内有积液，肛门会有坠胀感和排便感。这些症状对自我诊断子宫外孕有所帮助。

3.阴道不规则出血

如果在怀孕初期阴道不规则出血，那么多为点滴状，有少量的深褐色血液，一般不超过月经量。阴道出血是因为子宫内膜剥离，或输卵管出血，经过子宫腹腔外排导致的。如果还伴有腹痛，那么多是因为胚胎受损。如果只是腹痛而无阴道出血，多是因为胚胎尚且存活或是腹腔怀孕，此时应该提高警觉。

4.昏厥和休克

这是因为腹腔内急性出血和剧烈疼痛所致。如果短时间内失血量较大，速度较快，那么就会引起头昏、面色苍白、脉细、血压下降、冒冷汗等症状，进而出现昏厥和休克等危险情况。

子宫外孕会重复发生

发生子宫外孕时，受精卵在输卵管着床的情况占绝大多数，随着胎儿的发育，一般在怀孕三个月的时候，着床的地方会破裂，导致腹腔内大量出血，出现低血压休克，影响母体的生命安全。此时需要尽快进行剖腹手术，将子宫外孕一侧的输卵管切除。如果另一侧的输卵管没有异常情况，通常能再次怀孕并正常分娩，而且再次发生子宫外孕的机率不大。但若因为其他原因造成输卵管堵塞，那么发生子宫外孕的可能性较大。

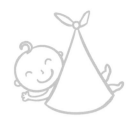

怀孕前宜补充的营养

人们往往更重视怀孕后的营养，而忽略了怀孕前补充营养的重要性。其实，夫妻在有计划怀孕后就应该注意补充营养，为孕育宝宝做好准备。

女性怀孕前营养不良可能会导致不孕。因为青春期营养不良会导致月经稀少、停经，影响以后的生殖能力。到了育龄时期，严重营养不良会导致卵子活力减退，甚至导致停经或不孕。另外，怀孕前营养不良还会导致怀孕初期的胎儿缺乏营养，影响器官的形成，以及身体和大脑的发育。据统计发现，女性营养均衡，所生的孩子通常身体会比较健康，抵抗力强，患病率低。

科学研究发现，缺锌是导致男性不育的一个原因。锌会直接参与精子内的糖酵解和氧化过程，对保持精细胞细胞膜的完整性和通透性，以及精子的活力有重要意义。此外，维生素A也会影响男性精子的生成和活动力。

因此，夫妻想要生育一个健康的宝宝，一定要在怀孕前重视营养的补充。当然，具体补充哪些营养物质则因人而异。

营养不良不宜怀孕

营养不良也可能会导致女性不孕。缺乏维生素A、维生素C和维生素E的女性，卵巢的内分泌功能也会受影响，甚至导致不孕。即使受孕成功，也会影响胎儿的身体、智力的正常发育，造成发育迟缓，严重时还会出现流产、死胎的意外情况。即使胎儿顺利生产，新生儿也会出现体重不足，免疫力低下，智力发育缓慢等情况。

营养不良还会导致女性贫血。如果孕妈咪贫血严重，最好不要怀孕，因为怀孕期的女性要为胎儿提供大量的血液和营养物质，此时怀孕不仅会加重孕妈咪的病情，而且可能会造成胎儿发育迟缓。所以营养不良的女性应该在怀孕前注意补充营养，把身体调整到良好的状态，而贫血的患者可以服用补充铁质剂。

怀孕前该补充营养

很多人都不了解女性需要在怀孕前补充营养的道理，因为他们不知道营养物质在体内储存有一定的时间，有些营养物质不是补充了，马上就能在人体中发挥作用，很多营养物质都是在补充后的一段时间内产生作用。女性在怀孕前补充营养物质，有利于良好受孕，并为怀孕期储备丰富的营养。如果怀孕前不注意饮食调节，营养储备不足，就会直接影响胎儿的发育。

为了生育健康的宝宝，夫妻应该尽早补充营养，为提高精子、卵子的质量和储备营养物质做准备。平时营养状况不太好的女性，最好从怀孕前三个月就开始补充这些营养物质：蛋白质、维生素、微量元素、矿物质、脂肪等。尤其是钙、铁、碘以及各类维生素要大量摄取。而那些平时体质就比较瘦弱，且营养状况不佳的女性，补充营养就更重要了，而且最好能在怀孕前半年就开始做准备。

怀孕前饮食讲究

1.养成良好的饮食习惯

准备怀孕前，夫妻都应该注意合理膳食，食材要具有多样性，偏食是造成营养不良的主要原因。

2.注意加强营养

注意补充蛋白质、维生素以及各种无机盐。合理安排一日三餐，多吃新鲜蔬菜和时令水果。只有两人的体内都储存了充足的营养，且身体调整到最佳状态，精力充沛，才能为优生打下坚实的基础。

3.避免食用"垃圾食品"

食物从生长到制作成熟食的整个过程，都可能受到农药、毒素、放射性等有害物质的污染，怀孕前夫妇在日常生活中应该注意饮食卫生，防止透过食物摄取污染物。最好选择天然的有机食品，避免食用含添加剂、防腐剂、色素的食品，如罐头、碳酸饮料、烟熏肉等。蔬菜要清洗干净，用淡盐水浸泡一会儿再洗，能清除残留的农药，而且水果要去皮后再吃。另外，要多喝开水，忌喝饮料、咖啡等。

4.餐具选择很重要

最好使用铁质或不锈钢材料的家用餐具，避免使用铝制品和彩色瓷制品，防止铝元素、铅元素对人体造成伤害。

女性怀孕前宜补充蛋白质

蛋白质是生命的基础，是构成人的内脏、肌肉，以及保证大脑发育的基本营养物质。如果女性在怀孕前缺乏蛋白质，就不易怀孕。而孕后蛋白质不足，则会导致胎儿发育迟缓，容易流产，或导致胎儿先天性疾病和畸形。怀孕初期是胎儿内脏形成，以及脑细胞发育的关键时期，所以女性有必要在怀孕前就补充蛋白质。这样既有利于受孕，也有助于胎儿生长。如果孕妈咪缺乏蛋白质，将不利于胎儿成长，分娩后身体也不易恢复。含有丰富蛋白质的食物有：牛肉、猪肉、动物肝脏、鱼、蛋、牛奶、奶酪、豆类及豆制品等。

女性怀孕前宜补充维生素

维生素与人的生育功能密切相关。例如，缺乏维生素D会影响钙的吸收，进而影响胎儿骨骼的形成。维生素B能防治败血症、贫血、动脉硬化和免疫力低下等病症。维生素E具有抗氧化的作用，与人的生育功能密切相关。女性缺乏维生素会降低受孕率，而男性缺乏维生素则会降低精子的质量。

蔬菜是人体所需维生素的主要来源之一，尤其是绿色蔬菜中含有丰富的维生素。不过有些人并不喜欢吃蔬菜，便试图透过服用维生素制剂来代替蔬菜，其实这种方法很不正确。因为蔬菜中的维生素是天然成分，包括叶绿素、各类维生素、矿物质、碳水化合物等营养成分，而维生素制剂多是人工合成，成分单一。

夫妻怀孕前宜补充叶酸

一般情况下，人体可以从日常饮食和人体肠道细菌合成来获得叶酸，不易缺乏，但孕妇还承担着为胎儿提供叶酸的责任，所以需要特别补充。

叶酸具有预防贫血，促进胎儿的智力发育的作用，另外，还能预防怀孕期巨细胞性贫血症，婴儿营养性大细胞性贫血症。孕妇缺乏叶酸，会导致胎儿神经管畸形，出现无脑畸胎，或导致脊柱裂等先天性疾病。而且孕妇对叶酸的需求量是普通人的四倍，所以从怀孕前就应该注意补充叶酸。

另外，叶酸还能提高男性精子的品质。男性形成精子的周期长达三个月，所以至少在准备怀孕前三个月就开始补充叶酸。

每片叶酸增补剂中仅含0.4毫克叶酸，是卫生部门唯一批准使用的预防药片。而市场上销售的叶酸片，每片含叶酸5毫克。如果孕妇在早期服用大剂量的叶酸片，不利于孕妇和胎儿的健康。所以孕妇在服用补品时也需要在医生或保健人员的指导下进行。

夫妻怀孕前宜补锌

锌对人体的生理作用非常重要，人体一连串生理反应所必须的多种酶都含有锌。缺锌会导致食欲减退，营养物质摄取不足，人的生长发育自然就会受到影响。缺锌还会影响女性乳房发育，无月经，导致女性不孕，还会导致男性精子减少或无精子，严重影响精液的质量。所以怀孕前夫妻宜多吃含锌丰富的食物，例如豆类、大白菜、牛肉、牡蛎等。

女性怀孕前宜补钙

人体中的钙元素主要存在于骨骼和牙齿中，所以孕妈咪一定要摄取充足的钙。钙可以加强血液的凝固性，达到安神、防止疲劳的作用。胎儿的生长发育和骨骼形成都离不开钙质的作用。虽然在怀孕初期，胎儿对钙的需求量不大，但随着身体的发育，就需要更多钙。而且钙在人体内的储存时间较长，所以女性在准备怀孕前就应该适量补充钙。含有丰富钙质的食物有：鱼类、牛奶、奶酪、海藻、绿色蔬菜等。

因为人体对钙的需求量较大，但食物中钙的吸收率又比较低，所以补充钙质一定要选择好食物。奶类是最佳的钙质来源，钙含量丰富，吸收率高。虾皮、虾米和鸡蛋也是钙的良好来源。此外，绿色蔬菜的含钙量也较高，但通常这些菜中含草酸量较多，所以烹调前宜用水烫一下，去掉草酸，以免影响人体对钙的吸收。

女性怀孕前宜补充铁质

女性在怀孕前就宜开始补充铁质，这样才能满足怀孕期对铁的需求量。有些女性在怀孕前就有贫血的症状，通常会服用牛奶增加营养，以达到迅速补充铁质、补血的目的。其实这样做效果并不好，因为铁质很容易与肠道中的钙、磷酸盐结合成不溶解的化合物而沉淀。牛奶中恰好含有丰富的钙和磷酸盐，所以在补充铁质的同时不宜喝牛奶。日常生活中含有丰富铁质的食物有：动物肝脏、蛋类、豆类、新鲜蔬菜等。例如海带、黑木耳、芝麻酱、猪肝、鸡肝、牛奶、白带鱼、菠菜、豆腐、核桃、柑橘等等。

女性怀孕前宜补碘

如果人体缺碘，就会罹患甲状腺肿大。准备怀孕的女性缺碘，会影响其受孕能力。孕妇缺碘会出现流产、死胎，甚至导致新生儿死亡。孕妇缺碘会导致胎儿供碘不足，胎儿会患甲状腺机能衰退症，甚至出现智力发育迟缓、运动失调等严重后果。所以女性有必要在怀孕前就开始补碘，适量进食，如海带、紫菜、海鱼、虾、蟹类等含碘丰富的食物。

丈夫宜吃有益补精的食物

通常在怀孕前，人们都更重视女性的营养，而忽略了准爸爸的重要性。有些年轻夫妻结婚后，因为缺乏两性知识，性生活过度频繁，结果造成身体虚弱，导致丈夫伤精耗液。在这种情况下即使受孕，生下的孩子也有可能不健康。所以想要后代健康，一定要节制房事，而且男性还应该适当补精。

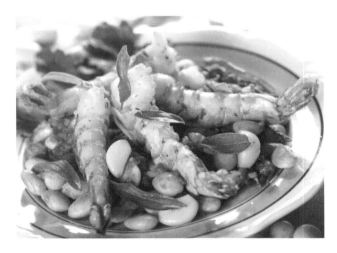

↑夫妻在计划怀孕前，都要注意营养的补充。

有益男性补精的食物

1.枸杞

枸杞性平，味甘，具有滋阴补血，滋养肝肾，壮筋骨，消除腰痛，益精名目的功效。枸杞是提高男女性能的良药，有怀孕计划的夫妻可以适当食用。

2.淡菜

淡菜又名珠菜、海红，性温，味咸，有壮阳益肾、补精的功效。淡菜温而不热，食用后补肝益肾的功效显著。有性功能障碍、梦遗、阳痿等症状的男子食用后，有强壮身体、增强性功能的作用。

3.海参

海参性温，味甘，营养价值很高，滋补能力很强，具有补肾壮阳、益精、养血润燥的功效。对于阳痿、肾虚、梦遗等症状有改善作用。

4.牡蛎

牡蛎性微寒，味咸，含有丰富的锌元素，铁、钙、蛋白质以及各种维生素，具有滋阴补阳，补肾益精的功效。男性常食用牡蛎，可以增强性功能，提高精子的质量，改善梦遗和肾虚。

5.鹌鹑

鹌鹑肉性平，味甘，具有补中益气、养血填精的作用。鹌鹑肉含有丰富的无机盐、卵磷脂、激素以及人体所必须的胺基酸。鹌鹑的蛋和肉都有补益强壮的作用，男子经常食用可增强性功能，改善夜频尿多、阳痿、早泄、梦遗等疾病，是保健佳品。

海参炒豆腐

原材料 · · · · · · · · · · · · · · · ·

海参 2 只
豆腐 150 克
小黄瓜片适量
胡萝卜片适量
姜片适量

调味料 · · · · · · · · · · · · · · · ·

米酒适量
生抽适量
盐适量

小常识

　　海参富含蛋白质、钙、铁、磷、碘、胶质、硫酸软骨素，可养颜美容、延缓老化、补充体力、改善排便状况，备孕的夫妻可以多多食用。

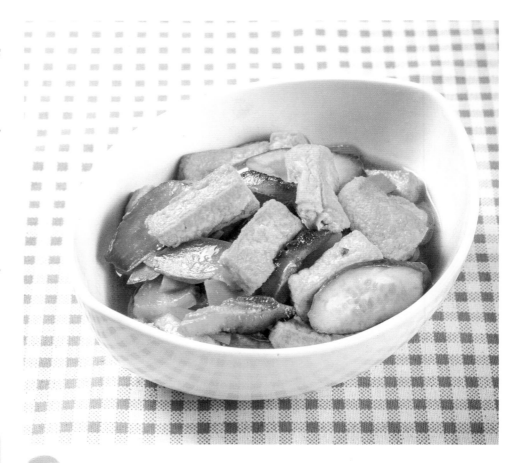

做法

1　剖开海参，洗净切段；豆腐切块，入油锅炸至金黄，沥干油备用。

2　开水中加入米酒、盐，放入海参汆烫去腥，取出沥干备用。

3　热油锅，爆香姜片，放入胡萝卜片、小黄瓜片拌炒均匀，接着放入海参、豆腐、生抽，加适量水煲煮至食材入味即完成。

适合：准备怀孕的夫妻

菠菜蛤蜊粥

原材料

大米饭 1 碗　葱适量
蛤蜊肉 70 克　姜末适量
菠菜 160 克　蒜末适量

调味料

米酒适量
芝麻油少许
盐少许

小常识

菠菜富含膳食纤维，能清除胃肠道有害毒素，加速胃肠蠕动，帮助消化、预防便秘；菠菜中还富含叶酸，这是备孕爸妈必须补充的营养素。

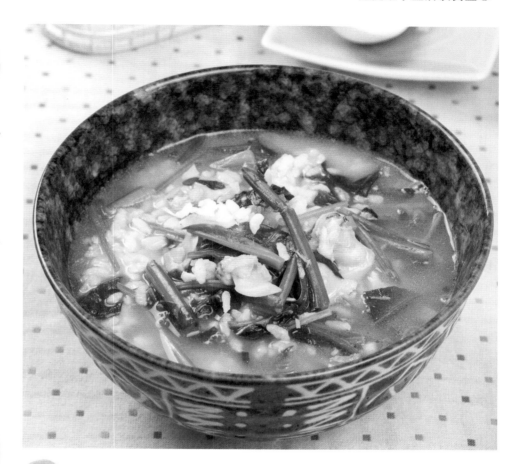

做法

1 菠菜挑拣清洗后，切小段；蛤蜊肉洗净后，沥干；葱洗净，切成葱花。

2 热锅中放入芝麻油，小火爆香姜末、蒜末，放入蛤蜊肉、米酒拌炒。

3 接着加入白饭、适量的水，煮成白粥后，再放入菠菜，并加盐调味，煮熟后淋上芝麻油、撒上葱花即完成。

适合：准备怀孕的夫妻

牡蛎营养粥

原材料······················

大米粥 1 碗
牡蛎肉 100 克
瘦肉 30 克
葱花适量
姜末适量

调味料······················

盐适量

小常识

牡蛎富含锌，在男性精液和睾丸激素以及女性的排卵和生育能力方面，都能发挥作用。所含的蛋白质有多种优良的胺基酸，可去除体内有毒物质。

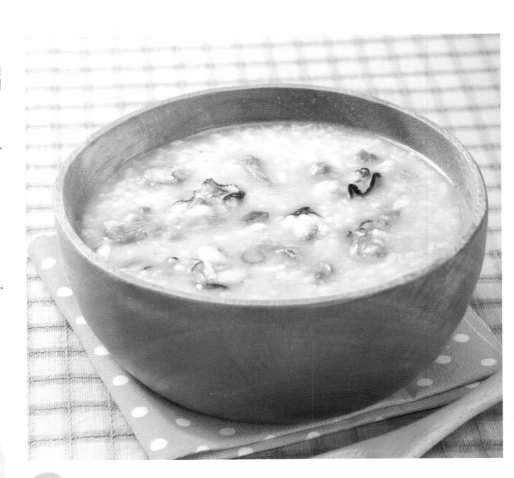

做法

1 大米洗净；牡蛎肉洗净；瘦肉洗净，切丝。
2 锅中放入大米粥，以小火加热，再加入瘦肉、牡蛎肉、姜末搅拌均匀。
3 所有食材煮熟后，加盐调味，起锅前撒上葱花即可。

适合：准备怀孕的夫妻

紫菜肉蛋卷

原材料

猪绞肉 300 克　　紫菜 2 张
蛋 6 颗　　　　　葱末适量
韭菜 50 克　　　　姜末适量

调味料

胡椒粉适量
米酒适量
芝麻油适量
盐适量

小常识

紫菜中含有较多的碘，以及丰富的钙、铁元素，能增强记忆力、治疗妇幼贫血、促进骨骼、牙齿的生长和保健，可为备孕女性滋养身体提供帮助。

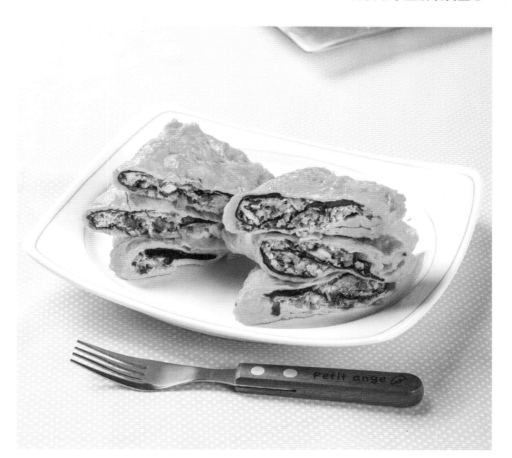

做法

1 韭菜洗净切末；蛋打散成蛋液；猪绞肉中加入盐、米酒、芝麻油、胡椒粉、韭菜末、葱末、姜末和一半的蛋液，搅匀备用。

2 热油锅，倒入剩下的蛋液，煎成完整的蛋皮。

3 将猪肉韭菜馅放在蛋皮上抹平，上面放 1 张紫菜，再放一层馅料抹平，卷成蛋卷，入蒸锅蒸 30 分钟，蒸熟后取出切片即可。

Part2
怀胎十月生活宜忌

大部分情况下，怀孕第5周以后才能知道自己已经怀孕的事实，但是此时已经有新生命在母体内，而且以惊人的速度成长发育了。怀孕初期胎儿的成长特别迅速，因此孕妇的身体也会出现很大变化，还会出现恶心想吐等不舒服的症状。但是所有的痛苦都是为了新生命的诞生而付出的，应该以愉悦的心情接受，努力去适应怀孕的情形。为了胎儿的成长，应该维持充分而均衡的饮食习惯，而且要透过适当的运动为生活注入活力。此时也应该全面展开胎教。当然，对胎儿来说，妈妈健康的身体和愉快的心情是最重要的。

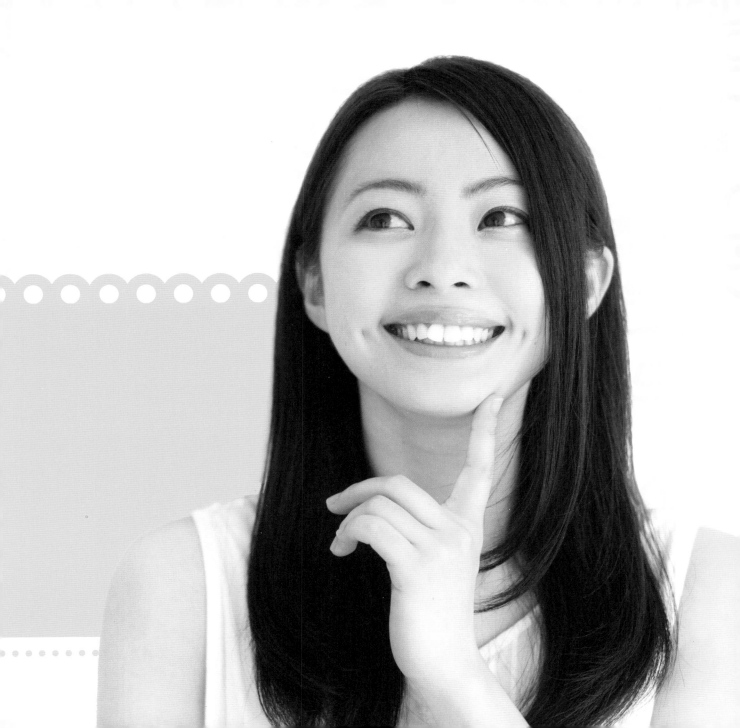

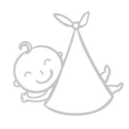

怀孕期间生活须知

知道自己怀孕了，准妈妈怀着紧张又期待的心情，等待着宝宝的出生。在怀孕期间的生活变化很大，准妈妈一定要知道孕期须注意的事项。

孕妇健康手册

这是为保护孕妇和婴儿而编成的健康手册。此手册是孕妇自身的健康状态及在怀孕期间所发生的一切事情之纪录，同时亦可记载医生的诊断结果。日后看此手册便可对以往的情形有所了解，且在生产后亦可记下产后状况，还可记载婴儿健康状况、发育情形与预防接种的情况等，可作为婴儿未来的备忘录。

孕期应接受的检查

1.积极地接受检查

怀孕的诊察方法包括问诊的产科诊察和乳房的检查，此外亦有胎儿发育状态的诊察及其他如下之各种检查等，希望孕妇能积极地去接受检查。

2.尿液检验

检查尿液是为了要观察肾脏是否有恶蛋白产生，特别重要的是可早期发现妊娠毒血症。此外，亦可藉此检查是否患有糖尿病或是否因膀胱炎而感染细菌。

3.血液检验

不仅检查是否有感染梅毒，且亦检查血型是否合适，看看是否有Rh型阴性的情形，若是阴性则应

在怀孕第六个月后开始，持续检查其抗体值。

同时在怀孕初期、中期及怀孕第九个月前后亦要接受贫血的检查，且糖尿若持续三次以上亦得检查血糖。又，因Hbs抗原而造成无自觉症状的肝炎问题，它会自母体直接影响到胎儿，因此，对这方面亦希望孕妇能进一步去接受检查。

B型肝炎的病毒有Hbs抗原和Hbe抗原二种，一般都是作Hbs抗原的检查。因此，检查是否有Hbs抗原阳性，若为Hbs抗原阳性的话，则再检查是否有Hbe抗原阳性。若为Hbe抗原阴性的话，则不必担心会对胎儿有直接影响。但若为Hbe抗原阳性时，则须和专科医生联系。

4.体重、血压之测量及浮肿的检查

为了能早期发现妊娠毒血症，应该定期接受测量。体重若在怀孕第七个月以后一周就增加五百克的话，则须找专科医生检查，并应注意这是浮肿的前兆。

5.骨盘计测

通常是测量腰部周围，但若有必要的话，亦可在接近产期时以X光来检查。

6.全身检查

在怀孕初期应接受X光和心电图的检查，以诊断是否患有肺结核或心脏病等疾病，以避免造成不良后果。

外出时要注意的事项

1.旅行、外出时应注意的事项

怀孕初期和末期是特别容易引起流产或早产的阶段，故应避免单独一人出远门，一定要有人陪伴在身边。在怀孕期间，到人潮拥挤的场所易使孕妇产生脑贫血之症状，在孕吐期间若要出门搭车，则应准备几张报纸或塑料袋，以备在乘车时呕吐之需。若在晚上到达旅行之目的地，或者旅行回家后，应避免入浴，最好提早上床休息。若因流汗而非沐浴不可的话，亦应以最快的速度清洁。

2.返乡分娩应注意的事项

旅行时的行程及时间安排应适当，不可过于紧凑，且避免搭乘摇晃不定的交通工具，应选择平稳的火车或捷运为佳，又远距离时亦可利用飞机。若事先知道旅行日期的话，最好在出发前两三天能服用防止子宫收缩的药品，且事先和医生联络。

3.在家分娩须知

应该遵守前项之须知并能事先和医生或助产士取得联络。此外，若住在乡村的话，因分娩时难免会有异常之危险发生，所以应先请教医生，询问情形，千万不可擅自决定，以免造成不可收拾的局面。此外，应在母子手册上详细记载定期检查之全部经过，特别是Rh阴性的产妇一定要格外留意。

4.外出时应该注意的事项

在怀孕末期，应该注意让身体能够稳定下来，且外出时应穿平底鞋，并少带行李，且尽快办好事情，最好能在天黑之前回到家，避免到潮湿、昏暗的地方去。

孕妇的服装

1.清洁舒适的孕妇装

孕妇装是为使孕妇在怀孕期间能过着舒适的生活而特别设计的服装，尺寸大是其特征，而在布料和设计上最好以清洁、舒适为原则，色调亦可选择适合自己的颜色。而布料以厚薄适中的羊毛类布料为宜，因为这些布料制成的衣服较易衬托出怀孕期间的美感。

2.孕妇装设计的重点

① 将视线集中在上半身之领口。
② 可在衣服上加蕾丝花边、口袋、钮扣等装配。
③ 领口宜低，且领型要宽大有变化。
④ 图案最好选择不规则四边形、条纹、碎花等，且将重点置于上半身之设计。
⑤ 须注意服装之调配，要美观大方，穿在身上能自由活动，且不会碍手碍脚。

3.孕妇的贴身衣服

① 孕妇之内裤必须以容易清洗为主，且须选吸汗性强且通风佳的棉类制品最理想。
② 胸罩：乳部的尺寸多半会增加五厘米左右，罩杯的大小需适中。
③ 腹带：腹带须选择吸汗性强、易洗、快干，能适应身体大小自由调整，且价钱合理。在缠腰带前，先将宽度对折，再由腰旁缠起，然后将剩下的另一端扎入腰旁或是腹壁处。
④ 前开式衬衣：市售的孕妇专用前开式衬衣，穿着上对诊察与授乳时相当方便。当然在料子上尽量选吸汗性强且通风佳的棉类制品最为理想。

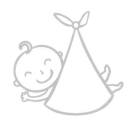

怀孕第1个月的生活宜忌

怀孕大约4周后，因月经没来，大部分的女性都会知道自己可能怀有身孕。这时的胎儿头部占身体长度的一半，下端长着尾巴，形状像条小鱼。

基础体温持续停留在高温期

如果制作了基础体温表，那么基础体温表中从低温期过渡到高温期的转折点就是排卵期。如果排卵后没有怀孕，那么高温期持续2周后又会回到低温期，同时在转折点上重新开始经期。

但是如果已经怀孕则高温期会持续14周左右。在月经开始之前，就会出现类似感冒的症状，全身乏力的同时持续低烧。平时细心的孕妇，这时就会意识到自己怀孕。如果出现月经该来而没来、基础体温连续14天处于高温期，那就很可能已有身孕。如果已经怀孕，基础体温在排卵后升高，且持续14周保持高温期。不能确定是否怀孕时，可以购买测孕试纸进行检查，或到医院的妇产科做检查。

超音波检查

超音波检查是指用超音波照射子宫内腔，借助观察反射在超音波显示器上的胎儿画面，检查胎儿的发育程度和有无畸形等状态的检查方法。超音波不同于X光，一天连续照射2小时以上的超音波，对胎儿的健康不会有太大的影响。在分娩之前要进行3～6次的超音波检查。可以在去妇产科进行定期检查时做超音波检查，也可以进行精密超音波检查，检查胎儿是否畸形。

预产期的计算

在医院测出怀孕周数以后，孕妇可以利用怀孕日历计算预产期，怀孕周数以最后一次月经日作为第1周开始计算，怀孕时间为40周，总共280天。如果初次怀孕，预产期有可能推迟1～2周。根据胎儿的状态，也有可能提前分娩。因此，孕妇应当全面地考虑不同的情况，以做好心理准备。

胎儿的成长发育

1.在输卵管内完成受精

进入女性体内的上亿个精子中，只有两百多个精子能顺利到达输卵管内，它们赢得了与卵子相遇的机会。其中一般只有一个精子能和卵子结合，完成受精。此时的受精卵是一个肌肉质组成的小圆盘，被一层厚厚的营养胚叶细胞包裹并保护着。

2.受精卵进入子宫，并开始细胞分裂

受精卵从输卵管缓慢地进入子宫，同时进行细胞分裂，在受精4～5天后到达子宫，但并不能马上着床于子宫壁上，而是在子宫内自由地游荡三天，充分做好着床的准备。当受精卵在子宫内准备着床时，子宫壁为了迎接受精卵的到来，会变得像靠垫一样，柔软而厚实。

3.最先形成神经管

着床后5天左右，在受精卵底部的中心部位形成一道管，这就是神经管。随着时间的推移，神经管分化为大脑和脊椎，最终构成完整的中枢神经。此外，心脏、血管、内脏和肌肉等重要器官和组织也在这个时期开始形成。受精卵着床以后，继续进行细胞分裂。此时它被树根状的绒毛组织包围。胎儿经由绒毛吸收存储藏在子宫内膜上的营养成分，这个绒毛组织最后成为胎盘，对胎儿而言具有决定性的意义。

4.形成粒层细胞

怀孕4周时的胎儿头部和躯干分开，胎儿细胞也分为外胚叶、中胚叶及内胚叶。这些细胞最后形成不同的身体器官，最上层的外胚叶形成皮肤、毛发、手指甲、脚趾甲、大脑、脊髓和神经；中间的中胚叶形成肌肉、骨骼、泌尿生殖器、心脏以及其他器官；最下层的内胚芽形成各种脏器内部的黏膜、肺和肠子以及连接这些器官的分泌腺。

谨慎用药

怀孕第3周是精子和卵子相遇接着完成受精并开始细胞分裂的时期。这时在孕妇体内真正地形成了胎儿，所以孕妇一定要严格避免酒、烟、药物的使用，并保持规律的生活。怀孕初期服用药物对胎儿的影响如下：

1.抗癌剂

接受抗癌治疗的女性怀孕时，很容易出现自然流产。即使能够继续怀孕，胎儿仍有可能出现唇裂、上颚破裂、外阴部生殖器异常等症状。

2.抗生素

卡那霉素、梧宁霉素、链四环霉素、妥布霉素等抗生素容易诱发畸形，而阿米卡星、氯霉素、庆大霉素等抗生素有可能直接导致畸形。

3.维生素

过度服用维生素A和维生素D也能诱发胎儿的畸形。大部分维生素在新陈代谢过程中被消耗，但是多余的维生素积存在体内时就可能诱发胎儿的小头症。

4.止痛剂

怀孕后期，长期服用止痛剂对胎儿非常不利。在怀孕后期服用吲美辛（indomethacin），会延缓分娩阵痛，影响婴儿的心脏健康。

5.感冒药

感冒药的部分成分会导致子宫收缩或胎儿畸形。

6.镇定剂、安眠药

治疗害喜症状或恶心的药物可能影响中枢神经，所以在怀孕初期尽量不要服用这些药物。

改正不良的饮食习惯

怀孕期间的饮食不仅关系到母体的健康，对胎儿的成长发育也有实质性的影响。从得知怀孕的瞬间开始，就应该认真检查自己的饮食生活习惯，改正不健康的陋习。一日三餐的营养要均衡，应该避免高热量和高盐分的食品，快餐和冰凉饮料也应尽量避免。此外，对于食品，不仅要考虑营养，还要考虑其安全性。如果各种条件允许，制定食谱时最好以有机的时令蔬菜为主。

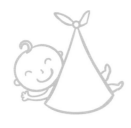

怀孕第2个月的生活宜忌

出现恶心、呕吐、频尿等怀孕初期反应，子宫稍微变大，体重也略有增加，但是腹部尚未隆。起腰部曲线开始消失，穿以前的衣服时，会感到特别紧。

孕妇的身体变化

1.全身乏力，症状像感冒

怀孕初期，孕妇就像患了感冒一样全身无力，头痛、畏寒。即使不运动也常常感到疲劳。这是由于体内分泌大量的黄体酮而导致的现象，这时应该充分休息，保持轻松的心情。

2.常常感到恶心，出现呕吐现象

恶心的情形因人而异，有的人在整个怀孕期间几乎没有恶心的感觉，但是，也有很多人从这个时期开始就出现严重的恶心呕吐现象。恶心现象在空腹时尤为严重。只要是闻到某些食物的气味，马上感到恶心甚至呕吐，孕妇应该努力找到适合自己抑制恶心感的办法。

3.胸闷，而且经常消化不良

怀孕后，食物到达肠胃的速度会减慢，而且子宫增大，因此会压迫胃。此时胃和十二指肠内的食物容易沿着食道逆流，所以导致胸闷，同时容易造成消化不良。

4.出现便秘

随着排便习惯的变化，大部分孕妇会在怀孕过程中出现便秘现象。特别在怀孕初期，子宫会突然变大，加上受荷尔蒙的影响，很容易导致便秘。

5.出现头痛症状

怀孕后，经常出现头痛症状加剧或平时的头痛症状有舒缓的情况。平时没有头痛症状的孕妇在怀孕初期容易出现头痛症状，但是怀孕三个月后这种现象自然会消失。怀孕后出现头痛时不能擅自服用止痛药，一定要跟医生商量后，按照医生的处方用药。

6.子宫内壁变柔软，同时子宫颈变厚

怀孕5周后，为了使胎囊顺利着床，子宫内壁变得柔软，子宫颈部的黏膜也会变厚以保护子宫。

7.出现频尿，可能导致膀胱炎

膀胱位于子宫的正上方，所以怀孕过程中，随着子宫的增大而挤压膀胱，很容易导致频尿，有时还会伴随排尿不畅。这种现象将一直持续四个月，直到子宫移位到膀胱的上面。怀孕后期，由于胎儿的头部会刺激膀胱，所以孕妇会再度出现频尿症状。

频尿虽然本身并不是什么严重的问题，但是排尿时如果出现疼痛，就应该注意是否患有膀胱炎。这是因为子宫压迫膀胱，除了导致排尿不畅，还有可能导致膀胱被细菌感染的缘故。为了防止膀胱炎，平时要注意卫生，尽量不要憋尿。

8.子宫变大同时体重增加

怀孕前只有鸡蛋大的子宫，已经变得拳头大。虽然外表上看不出怀孕的迹象，但是从此时开始体重逐渐增加，而且腰部曲线也慢慢消失。穿以前的衣服，就会觉得非常紧。有时下腹部还会有又硬又胀的感觉。

9.害喜症状变严重

怀孕三个月时，害喜症状会变严重。只要闻到异味就会呕吐，甚至把刚吃过的食物也全部吐出来。此时要掌握哪些是自己比较敏感的食物，注意避开以保持食欲。对于想吃的食品，可以经常吃，但只能少量食用，并需特别注意营养的摄取。

10.外阴部的颜色加深，阴道内分泌物增多

怀孕后，供给到阴道和阴部的血液量会迅速增加，所以颜色会加深，阴道内的黏性分泌物也增多，颜色很深时，有可能是细菌感染，要及时去医院检查。

准备营养丰富的食谱

由于严重的害喜症状，怀孕初期很难摄取丰富的营养，但是这时期是胎儿大脑发育的重要时期，所以应该注意补充大量的蛋白质。让我们一起利用减轻害喜症状的调理方法，努力摄取各种营养吧！

为了预防怀孕期间容易出现的便秘，应该多吃有助于肠胃蠕动的纤维类食物和豆类、海藻类食品。不要因为怀孕而长期卧床，应该适当做一些如散步等轻松的运动，这有助于预防便秘。便秘严重时，应该及时向医生咨询，接受适当的治疗。

如何缓解害喜症状

害喜症状的程度因人而异，大部分孕妇都会经历数种害喜症状。典型的害喜症状是全身乏力和恶心、呕吐。恶心的现象将会持续到怀孕4～5个月，应当寻找适合自己的解决方法。

恶心现象一般始于怀孕4周前后，要持续1个半月至2个月，到怀孕4～5个月左右时会自然消失。有些孕妇想吃味酸的食物，而有些孕妇则想吃平时从来不吃的食物。

大部分人在早上空腹时恶心的感觉最强烈，严重时一整天都无法进食。孕妇应该要留意自己的恶心状况，努力找到减轻恶心的方法。

1 留意引起恶心的气味，以后注意避开。

2 尽可能避免空腹，应少食多餐。手边常准备一些饼干或新鲜水果。

3 应多喝牛奶、汤、果汁、大麦茶，多吃新鲜水果。这样有利于补充因呕吐而丧失的水分。

4 恶心症状严重时，可以吃些酸性食物，如柠檬、醋、果汁。

5 喝一点凉的饮料或吃凉的食物。菜肴凉了之后，气味变淡，不会刺激胃黏膜，进而减轻恶心。

6 晚上吃一些饼干、小点心、土司等碳水化合物含量丰富的食物。碳水化合物含量丰富的食物中含有色胺酸，这种成分被大脑吸收后，可以缓解紧张感。

孕期体重的增加不宜过多

一般情况下，怀孕期间体重会增加10～15千克，不过根据怀孕前的体重，增加量略有差异。大约从怀孕12周时开始，体重会快速增加，到怀孕20～30周时，体重增加的速度最快。到第36周时，体重几乎不会继续发生变化。怀孕期间的体重增加量直接关系到能否安全分娩，所以应当控制饮食，维持适度的运动，将体重保持在适当的状态。

预防贫血

对孕妇来说，最容易缺乏的成分就是铁。如果缺铁，就容易导致贫血，并会增加难产的可能性。虽然大部分孕妇会服用补铁营养品，但是怀孕初期还不需要服用。如果怀孕初期服用补铁营养品，反而容易加重恶心和呕吐症状，所以应该尽量透过食物摄取铁质。

富含铁质的食品有猪肝、鸡肝、牛肝等，而且人体对于这些食品的吸收率也很高。此外，还有鲜鱼、贝类、牡蛎等水产类；豆类、绿黄色蔬菜、海藻类等。吃这些食物时，最好同时食用有助于铁质吸收的蛋白质、维生素B群、维生素C等。

注意咖啡因的摄取量

怀孕中不仅要提防酒精和烟，还要注意杜绝对咖啡因的摄取。咖啡因是刺激中枢神经系统的物质。除了咖啡、红茶、可乐、清凉饮料、巧克力外，止痛药和感冒药中也含有咖啡因。

定期检查确定胎儿的状态

怀孕初期特别容易流产，所以只要发现轻微的异常情况，就应该马上到医院进行检查。已确认怀孕后，必须按规定的日期去医院接受定期检查，准确地诊察怀孕和胎儿的状态。

1.每月进行一次定期的产前检查

怀孕二十八周（七个月）之前，每月要进行一次定期的产前检查。到了怀孕后期，每月要进行两次左右的产前检查。一旦确定已经怀孕后，就要按照医生规定的日期，定期去医院接受产前检查。去医院检查之前，一定要记录好孕妇身体的任何细微变化，检查时详细告诉专业医生状况，这样就能预防怀孕中的各种问题。

2.容易流产的时期

怀孕初期是最容易流产的时期。怀孕初期的流产症状非常类似于月经出血，所以不知道自己已怀孕时，就容易误认为是月经。如果怀孕初期出现阴道出血、痉挛、疼痛，就表示有流产的危险，因此应该尽快去医院检查。

3.防止流产的生活守则

❶ 怀孕初期做家事时要控制好强度，最好不要让自己感觉疲劳。像是清扫厕所或阳台等耗费体力的工作，尽量请其他人来做。

❷ 不要提重物。逛街或购物时，重物尽量让其他人拿。

❸ 不要长时间站着做事情。长时间站着做事，容易给腰部和腹部带来压力，有可能导致子宫收缩。因此在公司工作时，也应该多抽些时间休息。

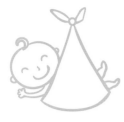

怀孕第3个月的生活宜忌

随着胎儿的成长，腰部曲线愈来愈粗，乳房的变化也很明显。随着怀孕期的向前推进，身体的外型逐渐出现变化，还能感觉到子宫的增大。

孕妇的身体变化

1.腿部紧绷且腰部酸痛

随着子宫的增大，孕妇会感觉到整个身体都在发生变化。下腹部和肋部开始出现疼痛，双腿麻木，同时又紧绷得发痛，腰部也会逐渐酸痛。

2.皮肤疾病的增加

在此一时期，绒毛膜促性腺激素的分泌最多。对于月经前皮肤问题比较严重的孕妇而言，怀孕后还会出现同样的症状。当然，也有部分孕妇的皮肤会变得比平时还要细嫩。怀孕时荷尔蒙的影响因人而异。

3.乳房变大，可以摸到肿块

从怀孕初期到怀孕后期，整个怀孕期间孕妇的乳房变化一直都在持续。怀孕三个月时乳房会明显变大，有时还会伴随疼痛，偶尔摸到肿块。这也是怀孕时荷尔蒙导致的结果，所以不用过于担心。

4.基础代谢量增加

为了维持大脑和自律神经的活动、呼吸时的肺部运动、肝脏和肾脏以及消化器官的功能而进行的所有体内运动称为功能代谢。在这个时期，基础代谢量比怀孕前增加25%左右，应该摄取充分的蛋白质和热量。

5.容易引发怀孕忧郁症

怀孕中，孕妇的身体出现各种变化，更重要的是心理上出现明显的变化。避孕中的意外怀孕或计划外的怀孕，会带来巨大的心理负担，而且随着怀孕时间的推移，对分娩的恐惧和"能否生下健康的宝宝"等各种忧虑也会加重。这个时期，孕妇的神经特别敏感，情绪波动很强烈，所以容易为琐碎的事情而大动肝火。大部分孕妇都会经历这样的心理变化，这是很自然的过程，甚至也有些孕妇在怀孕过程中一直受着忧郁症的困扰。

为了早日摆脱忧郁症的阴影，孕妇和家人应该一起努力。因为孕妇的情绪波动不仅影响本人，还会严重伤害胎儿。如果怀孕忧郁症很严重，就应该经常找专门医师咨询，而且要积极地跟周围的人多交流以减轻各种压力。

6.需要大量的水分

虽然每个人的情况有所不同，但大部分孕妇在怀孕中的血液量会增加50%以上。这是因为随着子宫的膨胀，需要大量的血液。增加的血液量可以保护孕妇和胎儿，用以应对紧急出血的状况。从怀孕初期开始，血液量会急剧增多，到怀孕中期时增加得最多。血液量愈多，孕妇的排汗量也愈多，因此需要吸收大量的水分。

进行绒毛膜的绒毛取样检查

　　为了确认胎儿是否患有先天性畸形，在怀孕第10周到第13周期间要进行绒毛膜的绒毛取样检查。这种检查的确诊率可达98％以上，而且所需检查时间也很短。不过该项检查可能给胎儿带来一些危险，所以孕妇必须考虑这一点。

1.必须接受检查的情况

　　绒毛膜的绒毛取样检查，对于像唐氏症（先天性痴呆症）等染色体异常的诊断具有很高的准确度。三十五岁以上的孕妇、有畸形儿生产经历的孕妇、家中有遗传病例的孕妇，都应该接受绒毛膜的绒毛取样检查。

2.检查方法

　　检查前，孕妇要跟专业医师进行商谈。此时孕妇应该如实向医生说明畸形儿生产经历或遗传病等家人的病历。由于检查可能导致流产，所以一定要慎重考虑后再做决定。医生将提取胎盘上的突起状绒毛样本，然后对之进行检查。

　　因为绒毛样本细胞包含丰富的遗传基因信息，所以透过对绒毛样本的分析，可以诊断出染色体是否存在异常情况。

　　该检查大概需要二十分钟到三十分钟左右，无明显的不适感。过一周或两周后才能知道检查结果。如果检查后出现出血、痉挛或者阴道内分泌物增多等症状，要立即告诉医生。

避开有害环境和易感染环境

1.最好不要使用大众浴池

　　怀孕初期，最好不要使用大众浴池。怀孕时最容易被感染，而且很多人共同使用的大众浴池，更有可能存在卫生问题。特别是怀孕期间绝对不能去蒸气室等高温区域。高温对胎儿的身体容易产生不利的影响。

2.不要暴露在电磁波下

　　最近的研究结果显示，电磁波对身体有害，所以孕妇应尽量不要暴露在电磁波下。使用微波炉的时候，不要站在微波炉正面或旁边，而且加热或解冻食品后也不要马上取出食物，至少要等两分钟以后再取出。此外，尽量不要使用电热毯，也要减少使用手机的次数。

　　特别要注意的是卧室内不要摆放电视、音响、录像机、台灯等电子产品。如果很难做到，应该在就寝前拔掉所有电器产品的插头。如果特别担心电磁波的辐射，或需要长时间使用计算机，最好使用能防止电磁波辐射的产品以保护自己。

3.避免饲养宠物

　　在家饲养的小狗小猫容易将寄生虫传染给人类，所以会导致各种疾病。如果没有弓浆虫（寄生虫的一种，原虫）抗体的人，怀孕后被弓浆虫感染的话就会导致胎儿流产或引起脑水肿等先天性疾病。因此，最好避免在怀孕后饲养宠物。如果怀孕前已经饲养宠物，那么应该到医院检查孕妇是否具有免疫抗体。

怀孕初期的饮食与生活

随着怀孕初期的结束，孕妇也渐渐适应了怀孕过程。虽然度过了不稳定状态，但是随着胎儿的成长，准妈妈需要付出的努力也愈来愈多。其中最重要的是在吸收充分营养的同时还要保持平静的心情。

1.怀孕中的旅行

怀孕初期，所有情况都不稳定，所以最好取消长时间的旅行。但是也不能整天闷在家里，适当地到近郊去旅行，也有利于调整情绪，还能呼吸新鲜的空气。如果必须长时间旅行时，至少每两小时就要从座位上站起来活动，或中途充分休息后再继续旅行。

2.听舒缓的音乐

此时虽然胎儿的身体还很小，可是每个身体器官都能发挥自己的功能。怀孕3周后，胎儿开始形成中枢神经和心脏，到了怀孕第8周后心脏会跳动，同时眼睛和耳朵会迅速发育。这时期的耳朵尤其发达，所以直接能感受妈妈听到的声音。

因此，即使孕妇不听正式的胎教音乐而只是听一些舒缓的音乐，也能给胎儿产生良好的影响。怀孕16周后，胎儿能够区分音调和声音的强弱，所以可以尝试更丰富的音乐胎教。

3.增加蛋白质和热量摄取量

怀孕中妇女消耗的热量会增加，所以要增加蛋白质和热量的摄取。蛋白质尤其能提供胎儿和胎盘成长时非常重要的胺基酸，所以应该大量摄取蛋白质，并尽量挑选含有优质蛋白质的食物。

4.充分摄取水分

怀孕时不能忽视水分的摄取。水能提供身体所需水分，有助于加强细胞功能。不仅如此，水还能减轻便秘和手脚浮肿。值得注意的是，摄取水分时，要避开清凉饮料和富含糖分的饮料。

5.避免过于劳累

怀孕初期胎儿尚不稳定，孕妈咪要避免过于劳累，不管是身体上或心理上，都应该保持轻松愉快。尽量不要搬重物，也不要长时间的工作，更不能熬夜加班，否则很容易会有流产的危险。

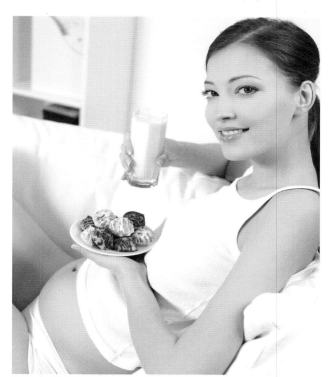

↑孕妈咪在摄取水分时，要避开冷饮和含糖饮料。

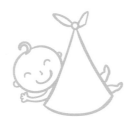

怀孕第4个月的生活宜忌

如果摸一摸下腹部，就能感觉到下腹部已经隆起。这个月害喜症状会慢慢消失，穿宽松的衣服就能感到舒适。

孕妇的身体变化

1.害喜症状逐渐消退

怀孕12～14周左右，害喜症状开始消退。当然，害喜症状比较严重的孕妇，还会持续到16周。如果害喜症状消失，就需要开始进行全面的营养管理了。

2.出现晕眩症状

怀孕时容易出现晕眩症状。从座位上站起身或突然改变姿势时，会出现晕眩症状，这是由于提供给大脑的血液不足而引起的暂时性现象。此外，进餐间隔时间过长也可能因为血糖下降而导致晕眩。只要不是由贫血引起的晕眩，就不用太担心。

3.胸部变大，同时出现静脉曲张

怀孕前，乳房的重量为200克左右。随着怀孕进程向前推进，逐渐长大，到了怀孕后期，就会达到平时的2～4倍左右。由于乳腺的发达，怀孕中期还能触摸到肿块，甚至还伴随着疼痛。另外，乳房表皮的正下方会出现静脉曲张，乳头的颜色变深。

4.体型有明显的变化

怀孕中期，腹部没有明显的变化，但是臀部、腰部和大腿上已经有明显的赘肉，而且平时的衣服都开始不合身。

5.腹部、大腿、臀部上出现妊娠纹

怀孕后，腹部、大腿、臀部上开始出现妊娠纹。有些人的妊娠纹会很明显，而有些人则不会出现妊娠纹。体重突然增加时，会出现妊娠纹，这些妊娠纹在分娩后会淡化，但是不会消失。

6.可能会出现牙龈发炎

怀孕后，牙齿或牙龈会变得脆弱。大部分情况下，是由于怀孕时疏于口腔清洁，所以容易出现蛀牙或牙龈发炎。当然，有时荷尔蒙的变化会削弱牙龈组织的抵抗力或减少唾液分泌量，因此导致牙龈发炎或牙周病。

7.开始分泌乳汁

虽然离预产期还有一段时间，但是乳房内已经开始生成乳汁。随着乳汁的生成，乳头上分泌出少量灰白色乳汁。分泌乳汁时可在胸部内垫上棉纱，并在洗澡时用温水轻轻地清洗乳头。

8.腹部和胯部感到疼痛

随着子宫的增大，支撑子宫的韧带会受到拉扯，因此腹部和胯部会出现疼痛感。这种疼痛是为适应子宫变化而出现的暂时现象，所以不会影响胎儿的成长。一般情况下，突然活动就会出现腹部的疼痛症状，所以活动身体时尽量要缓慢，而且要注意保持腹部温暖。

进行畸形儿检查

怀孕14周以后，要进行畸形儿检查。如果在血清生化筛检中出现异常，就要进行更精密的检查。根据孕妇的健康状态、病历、年龄，检查方式也会有所不同，所以应该向专门医生咨询后接受所需要的检查。导致畸形的原因大致分为遗传因素和环境因素。为了预防畸形儿的产生，怀孕前需要进行彻底的健康管理和计划怀孕，而且要进行定期检查和畸形儿检查。

增加铁质的摄取量

怀孕时由于缺铁而容易导致缺铁性贫血症。特别是从怀孕中期开始，母体的红血球会大量增加，而且胎儿所需的铁质也在增加，所以孕妇必须充分补充铁质。跟怀孕前相比，怀孕中要增加60%~80%的铁质摄取量。富含铁质的典型食物是动物的肝、各种海藻类和鱼类、绿黄色蔬菜等。食用这些食品时，要同时食用有助于铁质吸收的食物，因为人体对铁的吸收率很低，只有食用量的10%能被身体吸收。所以应该同时食用帮助铁质吸收的蛋白质和维生素C。

制定规律的生活计划

怀孕中期是整个怀孕期间最稳定、最舒适的时期，虽然腹部逐渐隆起，但是不会影响正常生活，害喜症状也慢慢消失了。只有顺利度过此时，才能保证怀孕后期的健康，所以在怀孕中期，规律的生活习惯和规律的饮食习惯是非常重要的。

1.制定规律的生活计划

进入怀孕中期后，身体状态和心情会有所好转，因此应该以全新的心态制定怀孕生活计划。随着体重的增加，孕妇容易变得懒惰，所以要适当地分配做家务、外出和休息的时间。此外，在怀孕期间要早睡早起，严格遵守用餐时间，这些规律的生活将有利于怀孕时的健康和分娩。

2.以周为单位制定食谱，写饮食日记

制定营养均衡的食谱。怀孕初期，往往由于害喜症状的影响而难以实行正常的饮食生活。但是从怀孕中期开始，害喜症状会逐渐消失，同时食欲也会恢复。但是，也不能为了补偿之前缺乏的营养就暴饮暴食，因为这样容易导致消化不良或体重过度增加。此时要规划既能满足胎儿营养所需，又不至于让自己过食的食谱，还要每天持续记录用餐日记。这样，就能良好地实践营养和体重管理。

3.每天用温水洗澡

随着怀孕进程继续向前推进，皮下脂肪和汗液的分泌量会增多。如果汗腺被堵塞，就容易导致各种皮肤疾病，所以要经常洗澡。而且此时荷尔蒙的分泌有所变化，阴道内酸度降低，因此阴道内分泌物会增加，这使得孕妇的阴道容易被感染。所以，为了自己的身体健康着想，必须保持身体卫生，每天维持用温水洗澡，勤换内衣。

4.进行有规律的运动或体操

随着害喜症状的消失，食欲又开始旺盛，因此体重也会逐渐增加。体重增加时，身体活动会变得笨拙，容易感到疲劳，而且可能会出现怀孕高血压等，所以要注意控制体重。怀孕中期，流产的机率也降低很多，因此可以进行适当强度的规律运动。如果每天都能利用简单的体操或散步来积极活动身体，不仅能预防肥胖，还有助于血液循环。

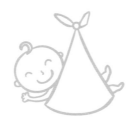

怀孕第5个月的生活宜忌

从侧面看来肚子隆起得非常明显。这个时期，胎儿的感觉器官获得大幅度发育。视觉、听觉、味觉、嗅觉等感觉器官的神经细胞得到全面发展。

孕妇的身体变化

1.呼吸会变得比较困难

由于子宫的增大，胃肠会向上移动，所以饭后总会感到胸闷、呼吸困难。跟怀孕前相比，子宫或其他器官需要2倍以上的血液，所以心脏的活动会更加活跃。

2.容易患痔疮

从怀孕18周开始，大部分孕妇会受到痔疮的折磨。随着胎儿的成长，直肠会受到很大的压迫，因此直肠内的静脉会膨胀，严重时甚至会挤到肛门外，这就是痔疮。

出现痔疮时，肛门周围会痒痛，或者坐在椅子上和排便时会出血。出现痔疮时，可以用冰袋来缓解痒痛，或在取得医生的同意后接受适当的治疗。

3.感觉到第一次胎动

从怀孕18～20周开始，大部分孕妇都能感觉到第一次胎动。第一次胎动的感觉有时候像肚子里冒出一个气泡，有时像一条小鱼从肚子里游过，有时又像小蝴蝶翩翩飞过，非常轻微。感觉第一次胎动的具体时间因人而异。经产妇感觉胎动的时期比初产妇要早一些，而且肥胖的孕妇感觉胎动的时期要晚一些。如果感觉到胎动，最好记录一下第一次胎动的日期，一般情况下，在第一次胎动日期基础上往后推二十周就是预产期。

4.有时鼻子或牙龈出血

跟怀孕前相比，孕妇心脏提供的血液量会增加40%左右，而且增加的血液会加大部分毛细血管的压力，因此有时鼻子或牙龈会出血。

5.白带增多

由于流入阴道周围的皮肤或肌肉血液量增加，阴道内白色或淡黄色白带会增多。如果分泌物有异味或者带绿色，并且有些黏稠，则表示阴道有可能被感染，所以要注意观察。分泌物很多时最好穿上衬裤，同时要穿棉料内衣，这样就能减少分泌物对皮肤的刺激。

预防妊娠纹的方法

由于腹部的突然增大，皮下组织增加，容易造成毛细血管的破裂，导致妊娠纹。妊娠纹只要生成，就不会消失，而且分娩后也会留下白色的细纹。产生妊娠纹程度因人而异，而且也没有完全预防妊娠纹的方法。尽量防止体重的突然增加，同时涂抹预防妊娠纹的乳液并进行按摩，以减轻妊娠纹的产生。

开始实施胎谈、胎教

1.胎谈、胎教法

这个时期，胎儿的活动比较微弱，所以用手摸很难感觉到胎动。但是敏感的孕妇还是能感觉到胎儿的活动。怀孕中期，胎儿大约每20分钟动一次，从这时期开始进行胎谈、胎教，就能取得很好的效果。如果在温柔地抚摸肚子的同时给胎儿讲故事，或者爸爸给胎儿读童话书听，腹中的胎儿就在不知不觉中熟悉了爸爸和妈妈的声音。

2.给胎儿听听音乐

音乐能影响人的情绪，培养人丰富的感受。因此，在厨房做事或是打扫房间时，要常放一些音乐给胎儿听。这样的话，不仅可以让妻子的心情变得平静，还可以培养胎儿的感受。选择音乐的时候，不应该只让孩子听妈妈喜欢的音乐，而是要选择感觉明快、曲调平稳、柔和的音乐。

利用孕妇专用内衣保护腹部

1.戴上托腹带

从怀孕中期开始，最好用托腹带支撑腹部，这样能保护胎儿。腹带既可以保持腹部的温度，还可以校正胎儿的位置。

2.准备孕妇专用内衣

这个时期，胸部和肚子有明显的变化，而且出现大量分泌物，所以要开始准备孕妇专用内衣。从怀孕到分娩结束，胸部会增大两个罩杯以上，腰围会增加23厘米以上，体重会增加10千克左右。考虑到以后的身体变化，尽量准备尺码较大的内衣。

3.提高钙质的摄取量

此时期是胎儿骨骼变硬的关键时期，所以钙质的摄取非常重要。怀孕中的妇女，每天需要1200毫克的钙。乳制品中含丰富的钙成分。摄取钙时，最好同时食用蛋白质食品，因为人体对钙质的吸收率很低，一般情况下只有20%。如果跟牛肉、猪肉等富含动物性蛋白质的食品一起食用，就能大幅提高钙质的吸收率。当人体缺乏维生素D时，钙的吸收率也会降低，所以尽量避免食用加工食品或微波食品，最好也不要饮用红茶、咖啡等。

管理好体重

1.尽量避免食用高脂肪和高热量食物

如果怀孕前本身就肥胖，或怀孕后体重突然增加，那么到怀孕中期就要更注意控制体重。特别要注意控制对高糖分零食、高热量食品、高脂肪食品的摄取量。此外，还要改掉由于害喜症状而养成的吃消夜习惯。因为，睡觉前食用的零食很容易转化成体内的脂肪。

2.怀孕中期是治疗蛀牙的最佳时期

怀孕后，经常出现牙痛、牙龈出血等各种症状，而怀孕中期是治疗蛀牙的最佳时期。接受牙科治疗前，一定要告诉医生自己已经怀孕。如果需要长时间的神经治疗或拔牙，最好跟医生商量，暂时先做止痛治疗，等分娩后再做实质性的治疗。

3.怀孕中的牙齿管理

由于荷尔蒙分泌状况的变化和血压的升高，牙龈会变得脆弱，而且经常会出现牙龈出血，因此容易产生细菌感染。日常生活中，多摄取富含维生素C和维生素D、钙、蛋白质的食品，这样能坚固牙齿和牙床。

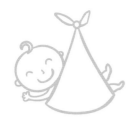

怀孕第6个月的生活宜忌

由于体重的突然增加和腹部的增大，均匀的体型会受到破坏。但是肚子还不是很大，所以不会有很大的负担。

孕妇的身体变化

1.呼吸有些困难

从怀孕中期开始，呼吸有些困难，稍微活动就会喘气。这是由于子宫向肺部移动的过程中压迫到肺而引起的。此外，怀孕中期甲状腺的活动比较活跃，所以跟怀孕前相比，孕妇更容易出汗。这个时期最好避免剧烈的运动或爬上高处。

2.脚部浮肿或小腿痉挛

体重会增加5～6千克左右，所以下半身容易疲劳或出现腰痛。另外，在夜间容易发生脚部浮肿或小腿痉挛。睡觉前按摩小腿或拉动疼痛的大脚趾，能有效减轻疼痛。

3.出现水肿或静脉曲张

这个时期，子宫上移，所以下腹部明显隆起。这么大的子宫会阻碍血液循环，压迫静脉，因此容易出现水肿或静脉曲张。

4.血浆的增加容易引起贫血

怀孕中期，血液量大大增加，而增加的血液量又会变成导致怀孕中生理贫血的血浆。血浆会稀释孕妇的血液。所以很多孕妇在怀孕中期出现贫血症状。怀孕中期最好充分摄取铁质，这样能预防贫血。

5.体型变差，关节会松弛

由于体重突然增加、子宫增大，身体的重心发生偏移，这些都会破坏原本均匀的体型。这个时期，平衡身体显得比较困难，所以平时要穿比较舒适的衣服和平底鞋。

6.皮肤搔痒会加重

随着怀孕的进一步发展，腹部、腿部、胸部、背部都会出现搔痒症状。严重时还会长出水泡，甚至发展成湿疹。怀孕中出现搔痒症状主要是因为胎盘中分泌的荷尔蒙影响肝脏的缘故。

搔痒症状比较严重时，应该接受适当的治疗，而且平时要经常沐浴，保持身体的清洁。此外，尽量穿没有刺激性的棉质衣服，最好避免油腻的食物，多摄取富含维生素和矿物质的水果。

7.情绪波动会加大

随着腹部逐渐增大，身体就会愈来愈笨重，且很容易莫名其妙地发脾气。怀孕中，荷尔蒙的变化是出现频繁情绪波动的主要原因，身体变重的体型改变也带给孕妇很大的压力，所以会有较大的情绪产生。

此时，应该以积极的态度去面对大部分女性都会经历的怀孕变化，并且以愉悦的心情去迎接即将到来的新生命。

8.腿部发麻并出现抽筋症状

体重增加过量时，支撑身体的腿部将承受很大的压力，所以腿部肌肉很容易疲劳。鼓起的肚子还会压迫大腿部位的静脉，因此腿部容易酸或出现抽筋症状。这些症状经常在晚上睡觉时出现，孕妇会被突如其来的腿痛所惊醒。翻身或伸腿时，腿部的肌肉会容易发生痉挛，非常疼痛。

9.漱口时牙龈会出血

怀孕期间，由于荷尔蒙分泌的影响，牙龈会肿起来，所以刷牙时容易出血。怀孕中期，刷牙时要尽量轻柔。如果怀孕中对牙齿处理不善，分娩后牙齿会变得更糟糕。怀孕中期，除了牙龈出血外，还会出现鼻塞、流鼻血等症状。

进行怀孕糖尿病检查

怀孕24～28周之间，要进行葡萄糖检查，这是为了诊察出大部分孕妇容易出现的高血糖状态下的怀孕性糖尿病。怀孕性糖尿病是常见的怀孕症候群之一，跟其他糖尿病不同，婴儿出生后孕妇的大部分症状都会消失，但它在怀孕时会危害胎儿和孕妇的健康。

即使怀孕前没有糖尿病，怀孕中也可能会出现，所以必须接受怀孕性糖尿病诊察。被确认为怀孕性糖尿病时，要透过饮食疗法和运动对血糖进行调节，病情严重时，还需要辅以药物治疗。

1.糖尿病发生的原因

怀孕中期，孕妇应该生成能满足胎儿需要的胰岛素，当母体不能满足胎儿和孕妇对胰岛素的需求时就会导致怀孕性糖尿病。

2.糖尿病诊察方法

首先喝下特制的白糖溶解剂（其味道类似于漏气变质的饮料），一个小时后，抽出血液并测量其血糖的浓度。如果此时的血糖浓度超过标准值，那么为了得到更准确的结果，就需要进行更精密的葡萄糖耐性诊察。不过，在葡萄糖诊察中糖浓度过高的女性约有85%在诊察后都被认定为正常。

预防静脉曲张的方法

随着肚子的增大，孕妇的体重会增加，所以会给肌肉增加很大负担，同时形成静脉曲张。平时可以透过适当的休息预防静脉曲张。如果出现静脉曲张，要经常进行部位按摩。

在身体和腿部的连接部位、膝盖内侧和后侧、小腿等部位经常出现静脉曲张。预防静脉曲张最好的方法是避免长时间站立。此外，尽量不要穿紧身衣或高跟鞋，而且不要盘腿而坐。平常休息时，要保持侧卧或把腿放在椅子或靠垫上。如果已经出现静脉曲张，最好穿上孕妇专用高弹力长袜以促进血液循环，而且由下往上按摩出现静脉曲张的部位。

寻找转换心情的各种方法

怀孕期间，外出旅游的最佳时期就是怀孕中期，只要健康方面没有特别的异常状况，就可以跟家人一起到近郊去旅行。怀孕中期的旅行不仅能改善情绪，还能给自己留下美好的回忆。自行开车出游时，避免孕妇长时间坐车，途中要经常下车休息。旅行之前，要接受一次医生的诊疗。为了预防万一，要带好健保卡和婴儿手册，还要多准备几件衣服。

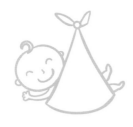

怀孕第7个月的生活宜忌

子宫已经相当大，近似一颗足球的体积，处于肚脐和胸骨之间。这个时期准妈妈的行动会越来越不便，要小心跌倒。

孕妇的身体变化

1.出现紫色的妊娠纹

腹部、臀部和胸部上开始出现紫色的条状妊娠纹。由于皮下脂肪没有随着皮肤的膨胀而增加，于是导致微血管的破裂，因此出现妊娠纹。妊娠纹是怀孕中出现的典型现象，分娩后会淡化，所以不用过于担心。

2.肋骨痛

随着胎儿的成长，子宫会愈来愈大。怀孕七个月时，子宫增大为35厘米，所以它会推动肋骨向上移动5厘米。最底部的肋骨无法承受上移子宫带来的压力，便会向外弯曲，就会引起疼痛。

3.身体重心向前移动

随着肚子变大，挺腰站直时身体的重心会向前移。为了保持平衡，必须把上身后倾。此时孕妇的体重和背、腰肌肉的重量全部聚集到腰部，所以会加重腰痛。要经常保持正确的姿势，平时注意多透过散步或能预防腰痛的体操来纾解腰部肌肉的疲劳。

4.睡眠中发生梦魇

很多孕妇会做噩梦或发生梦魇，这是因为潜意识里孕妇对怀孕心存不安，会对即将成为妈妈的事实感到恐惧。此时最需要的就是好好稳定情绪，积极面对现实。

注意观察早产的可能性

怀孕中期的早产容易危及胎儿和产妇的生命，所以要特别注意。对于有早产经历或患过怀孕高血压的孕妇来说，子宫颈闭锁不全症也是导致早产的原因之一。

1.子宫颈闭锁不全症

怀孕中期的大部分流产都是由母体的原因引起，其中最主要的原因包括子宫发育不全、糖尿病、子宫颈闭锁不全症、甲状腺疾病等。其中最常见的就是子宫颈闭锁不全症。子宫由孕育胎儿的本体，以及连接本体和阴道的子宫颈组成。当子宫还没有收缩的情况下，颈管却已经像分娩时那样张开的现象被称为子宫颈闭锁不全症。无阵痛的情况下羊水破裂，或因其他情况造成颈管内口松弛时，有可能导致流产。但如果及时接受治疗，或许能保住胎儿。

2.预防早产的良好生活习惯

目前尚未发现完全预防早产的方法，但是孕妇过于疲劳时容易导致早产，所以要避免身体过于疲劳。

当心怀孕高血压

怀孕中最可怕的症状是怀孕高血压。怀孕高血压一般出现在怀孕后期，但是最好从怀孕中期开始就有意识地透过改善饮食习惯和适当的运动控制体重。

1.怀孕高血压的预防

当不适应怀孕时，会罹患怀孕高血压。怀孕高血压多在怀孕后期发生，但是最好从怀孕中期开始就注意健康管理。如果患有怀孕高血压，就容易生下发育不全的婴儿，严重时还会危及胎儿和孕妇的生命。

怀孕高血压的典型症状是高血压、蛋白尿、浮肿，而且从怀孕20周开始，这些症状会个别出现或突然同时出现。预防怀孕高血压需要多种方法并用，从怀孕中期开始，就要借助适当的食物疗法和运动进行彻底的体重管理。

2.注意不要过量摄取动物性脂肪

被人体吸收的各种营养素中，能转换成能量的有蛋白质、脂肪、碳水化合物。其中蛋白质是形成胎儿身体的重要元素，所以应该摄取必需的量。此外，热量的调节要依靠碳水化合物和脂肪来完成。

脂肪中动物性脂肪的分子比较大，所以不仅无法透过胎盘被胎儿吸收，反而容易成为母体的皮下脂肪，导致肥胖。烹饪食物时，少用动物油，多用人造油或食用油，肉类应尽量吃含脂肪较少的瘦肉。而且尽量不要煎炒油炸，尤其注意煎制食品剩下的油不能重复使用。糖的热量很高，所以吃零食时最好不要吃含糖的零食。

需要细心的皮肤保养

1.怀孕时皮肤和头发的保养

怀孕期间，由于荷尔蒙的影响，皮肤会变得粗糙，容易出现粉刺和斑痕。大部分情况下，分娩后这些皮肤问题会自然消失，但是粗糙的皮肤、褐色斑、雀斑和痒痛等症状即使在产后也不会消失，甚至会留下很多后遗症。

怀孕时要经常洗脸，并且要适当补充水分和滋润。而怀孕时色素容易沉积，所以不要直接暴露在阳光的照射下，外出时要涂上防晒油保护自己避免受到紫外线的伤害。

2.持续做孕妇体操以避免肥胖

怀孕期间，不仅要充分的休息，还要进行能预防肥胖的运动。尤其是进入怀孕后期，体重急遽增加，腰痛等症状更加严重，此时更不能忽视运动。孕妇体操或游泳不仅能预防腰痛，还能锻炼分娩时需要的各部分肌肉，所以对顺产很有帮助。

3.参加孕妇讲座

随着肚子的增大和胎动的出现，对怀孕和分娩的好奇心也愈来愈强。最近，很多医院为孕妇开设了各种主题的孕妇讲座，所以建议怀孕妈咪可以积极参加这些讲座。透过孕妇讲座，不仅能了解怀孕时的生活守则，还能学到各种分娩方法和产后护理知识、分娩用品的准备等。周末让家人陪自己参加孕妇讲座也是一件非常有意义的事情。

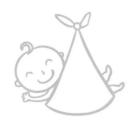

怀孕第8个月的生活宜忌

怀孕31周时，进入全面的分娩准备阶段。开始制定确实、细腻的分娩计划，并列出详细的婴儿用品清单。

孕妇的身体变化

1.乳房中形成初乳

进入怀孕后期，乳房中开始形成初乳。初乳中含有免疫成分，富含各种营养素，应当给新生儿哺乳。

2.手臂和腿部容易肿胀

怀孕后期，不仅腹部增大，手臂、腿、脚踝等部位也容易肿胀发麻，感到疲劳。每个孕妇都有可能出现轻微的浮肿。夜间出现轻微的浮肿是非常正常的怀孕症状，所以不用担心。但是，如果早晨醒来脸部严重肿胀，或者浮肿一整天都不消退，而且这种情况长时间持续，就可能是患了怀孕高血压，建议及时看医生。

3.每天出现4～5次子宫收缩

每天出现几次子宫收缩。一般情况下，每天有规律地出现4～5次左右的子宫收缩，这时最好暂时休息。但是，如果出现子宫收缩的频率很高，就有可能发生早产，所以这时应该去医院接受诊察。

4.肋骨部位出现疼痛

怀孕后期，胎动愈来愈强烈。孕妇经常被胎儿踢醒，或者感到疼痛。特别是在胎儿定位以后，因为此时胎儿头朝下脚朝上，所以当胎儿做踢脚动作时常常会踢到肋骨，孕妇胸部会疼痛。

5.外阴部搔痒

这个时期，母体逐渐进入分娩准备状态。首先，为了顺利的分娩，子宫颈部排出的分泌物增多。外阴部容易感染接触性皮肤炎或湿疹，进而导致搔痒。为了预防搔痒，孕妇要经常换洗内衣，保持身体的清洁。

6.胸闷的同时胃痛

随着子宫的增大，子宫底上升到肚脐和胸口之间，开始压迫胃和心脏。由于胃和心脏不能正常完成自己的功能，所以会出现胸闷和胃痛的现象，偶尔还会有被食物堵塞胸口的感觉。

7.出现呼吸急促症状

随着子宫的增大，它开始压迫横膈膜，所以孕妇会出现呼吸急促的症状。为了纾解呼吸急促症状，坐立姿势要端正，这样有利于减轻子宫对横膈膜的压迫。睡觉时，最好在头部和肩部垫上抱枕。

8.腰部和肩部疼痛

怀孕后期，支撑腰部的韧带和肌肉会松弛，所以孕妇会感到腰痛。孕妇为了支撑沉重的肚子向后倾斜肩部或身体，肩部容易感到疲劳，时间久了就出现疼痛。可以做孕妇体操或游泳等适当的运动来改善血液循环。

9.体重快速增长

怀孕8个月时，孕妇的体重会快速增长。这个时期，由于胎儿的迅速成长，孕妇的体重每1周增长0.5千克左右。剩下的7周内，胎儿将完成出生前三分之一甚至一半以上的体重增加。所以此时一定要特别注意饮食，以提供胎儿充分的营养。

每2周要接受一次定期检查

如果孕妇的健康状态没什么问题，而且胎儿的成长也很正常，那么从怀孕29周开始，每2周接受一次定期检查。而最后一个月，则需要每周进行一次定期检查。进行定期检查时，对于平时出现的异常症状要详细告知医生，自己也要不断地收集关于分娩的各种信息。

生活的注意事项

1.要减少盐和糖分的摄取量

怀孕后期，最危险的就是怀孕高血压。为了预防怀孕高血压，要减少盐和水分以及糖分的摄取量。为此要适当改变烹调方法和饮食习惯。制作色拉时，可以用柠檬和食醋代替生抽和盐；吃面时，最好不要喝面汤。

2.要留意体重的突然增加

怀孕后期，容易产生饱足感，而且容易出现浮肿，所以往往不能有效地控制体重。怀孕中，过分的体重增加会导致怀孕高血压。即使产后浮肿消失，体重过重仍有可能给产妇带来体型控制等多方面问题。为了防止体重的突然增加，平时要细嚼慢咽，而且最好在八点之前吃晚餐。

找到舒服的休息方法

怀孕后期，经常会出现倦怠感，所以连坐下休息都觉得费力。身体变得不方便，心情容易烦躁。所以，可尽量寻求一些让自己感觉舒服的休息方法。

1.好的睡眠姿势

① 能感到安稳的睡眠姿势：侧卧状态下，上面的一条腿向前弯曲并接触到床，这样腹部也能接触到床铺，因此能感觉安稳。

② 腹部隆起不是很明显适合的睡眠姿势：基本姿势跟辛氏体位一样，只是两腿之间夹了枕头，这是腹部隆起不是很明显时比较适合的睡眠姿势。

③ 腿部浮肿时的睡眠姿势：腿部浮肿时采取侧卧睡姿，脚底下放一个枕头或靠垫，以抬高双腿。这种姿势能促进腿部的血液循环。

2.应该避免的睡眠姿势

① 趴着睡：怀孕期间，最好不要趴着睡觉，这种姿势既压迫腹中的胎儿，也让孕妇自己感到不舒服。

② 仰躺姿势：怀孕后期仰躺睡觉会带来许多问题，增大的子宫会沿着脊椎压迫大静脉，阻碍血液循环。

注意预防浮肿

怀孕后期会出现身体笨重、手脚肿胀等症状。手腕、脚踝、手臂、腿等部位的肿胀现象叫做浮肿。夜晚或天气热时会出现严重的浮肿。为了预防浮肿，最好穿宽松的衣服和鞋子；暂时不要戴阻碍血液循环的戒指等首饰；多喝水，充分排出体内的沉积物。

制定分娩计划

进入怀孕后期，会有早产的危险。此外，还要考虑到预产期的变化，因此建议事先就制定好具体的分娩计划。检查孕妇的健康状态，重新确认能否实施怀孕初期计划好的分娩方式。需要改变分娩方式时，应该选择什么分娩方式必须慎重考虑。

另外，还要认真做好经济上的规划。因为除了自然分娩和剖腹产的费用相差许多，不同分娩病房的费用也差很多，所以制定计划时，事先就要考虑到这些细节。

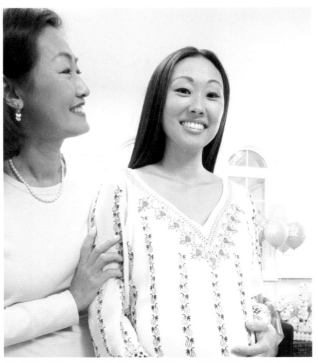

⬆ 分娩前还必须考虑清楚是要在家坐月子，或去月子中心坐月子。

为分娩做好准备

1.避免剧烈运动

怀孕后期，每个孕妇都有可能面对早产的危险，所以在日常生活中要多加小心，这是预防早产的最好方法。平时尽量避免剧烈的运动，绝对不能做压迫腹部的工作。提重物尤其容易导致早期羊水破裂，所以一定要特别注意。

2.分担家务事

怀孕后期不要劳累，要注意充分的休息。但怀孕后期适当的运动不仅能调节体重，还能锻炼肌肉，有助于顺产。如果因为身体笨重难以继续维持以前的运动时，可以认真地做一些清扫或洗衣服等家务事，这样能改善运动量不足的状况。做家务时要避免长时间的弯腰。

3.为哺乳做乳房护理

这个时期，乳腺很发达，所以轻轻按乳头就能分泌出初乳。初乳可以保护胎儿免受各种疾病或细菌的侵害，因此，为了充分地喂养初乳，孕妇应该在分娩前就认真进行乳头保养和按摩，这些行为对分泌乳汁很有利。另外，为了增加母乳量，应该充分摄取维生素K。对婴儿来说，母乳是最理想的营养源。如果想给宝宝供给优质的母乳，就应该在怀孕期间多注意饮食调养。

4.练习呼吸法

放松法呼吸法可以纾解分娩中的紧张感和不安感。当然，练习呼吸方法并不能直接减轻阵痛，但它可以顺利地提供孕妇和胎儿氧气，并让产妇将注意力从阵痛转移到呼吸方面。从分娩前两个月开始，应和家人一起集中练习呼吸法和放松法。

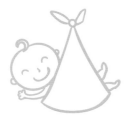

怀孕第9个月的生活宜忌

体重增加10～12千克，子宫压迫膀胱，导致排尿次数增加。孕妇会不同程度地感受到胎儿下坠，胎动明显减少。

孕妇的身体变化

1.排尿愈来愈频繁

这个时期，腹部的变化特别明显，又鼓又硬，使得肚脐都凸露出来。这时排尿次数会增多，而且有排尿不净的感觉。此外，打喷嚏或咳嗽时，可能有少量尿液会流出。这些都属于正常现象，分娩后会自然消失。

2.心理负担加重，性欲下降

随着分娩期临近，孕妇的性欲也明显下降。除了身体负担加重的缘故，更重要的是孕妇惧怕分娩等心理方面的原因。所以在怀孕后期，应该暂时节制性生活。提倡以轻柔的爱抚表达夫妻相互间的爱意，这也有助于减轻孕妇的心理负担。

3.腿部产生痉挛或疼痛

为了支撑硕大的腹部，腿部会承受很大的压力，所以容易出现痉挛或疼痛，有时还会感到腹部抽痛，一阵阵紧缩。这时应该避免劳累，尽量躺下休息，而且把腿稍稍架高一点。长时间站立上班的孕妇感到劳累时，会出现腹部紧缩和胯部肌肉疼痛。

4.体重增加量达到最大

孕妇的子宫增大到极限，所以腹中没有多余空间。此时期，体重已经增加了11～14千克左右，而

分娩期之前，只会稍微增加或停止增长。

5.子宫底上移到胸口附近

这个时期，食欲下降，饮食也变得没有规律，所以容易导致便秘和痔疮。由于胎儿的体重压迫孕妇腿部和骨盆神经，有时孕妇会出现腿部酸痛和骨盆痉挛症状。

6.出现腹部下坠感

随着分娩的临近，腹部也会出现明显变化。肚脐到子宫顶部的距离缩短，孕妇会有腹部下坠感，这是胎儿头部进入产道时引发的现象。随着胎儿下降，上腹部会出现多余空间，孕妇的呼吸终于变得舒坦，但是骨盆及膀胱的压迫感会加重。

腹部下坠感因人而异，有些孕妇在分娩前几周就有感觉，有些孕妇则在阵痛开始后胎儿向产道移动时才有感觉。

7.下腹部和大腿感到疼痛

怀孕第35周后，孕妇会感觉到胎儿向下坠，此时大腿和耻骨周围因受到压迫而出现疼痛。这是胎儿进入产道时压迫骨盆而引起，所以不用过于担心。这种感觉会一直持续到分娩，压迫感严重时，侧卧休息就能减轻疼痛。

观察有无异常症状

怀孕后期是容易发生早产的阶段。胎盘早期剥离或子宫颈闭锁不全症等会导致早产，早期破水也可能使产期提前。如果出现异常出血等症状时，要马上去医院看医生。

1.胎盘的早期剥离

正常分娩时，胎儿出生后胎盘才能剥离。分娩之前，部分或全部胎盘从着床部位脱落的现象叫做胎盘的早期剥离。胎儿透过胎盘吸收氧气和营养，所以当胎盘比胎儿先娩出时，胎儿就无法维持生命，非常危险。

❶症状：初期，下腹部略感不适，有暗红色出血。如果胎盘的剥离比较严重，就会伴随剧烈疼痛。由于子宫内出血，子宫会变硬肿胀。如果出血超过1000毫升.，就会导致血压下降、血液凝固异常、急性肾功能不全等症状。

❷治疗方法：根据怀孕周数和胎儿、产妇的具体状态，医生可能采用不同的治疗方法。出血很多时，需要给孕妇补充大量的血液和电解质溶液。为了减少出血，要进行吸引分娩、产钳分娩或剖腹分娩。

2.早期破水

正常分娩的情况下，通常是阵痛开始后出现带血液的液体，等到子宫完全张开，羊水才会破裂，同时产出婴儿。但是，有时会发生没有阵痛或带血液的液体流出而羊水却先行破裂的情况，这就叫做早期破水。

❶症状：依照破水量不同，其症状有所差异。刚开始，两腿之间感觉到有热热的液体流出。量少时跟排尿的感觉相似，所以不容易察觉。羊水跟水一样透明清澈，有时混入血液后呈现黄色或绿色。

❷治疗方法：发生早期破水时，最需要注意的就是要防止细菌感染。破水后，羊水可能流进子宫内部。子宫内一旦发生细菌感染，就容易使胎儿感染肺炎。发生早期破水后，不要洗浴，应该马上去医院。

制定产后护理计划

事先确定专门负责产后护理人选也是产后护理计划中重要的一环。一般来说，从娘家、婆家、亲戚中挑选一位具有产后护理经验的人，拜托其进行产后护理的情况比较普遍。最近，利用坐月子中心或请产后护理员亲自到家服务的情况也愈来愈多了。

选择坐月子中心时，要仔细比较不同地方的设备或费用，然后进行实地考察，最终选定设备和服务等条件都比较完善的地方。请产后护理员时，要根据产妇的状况商定合理的服务时间，尽量请一位年龄适中、经验丰富的护理员。

准备分娩必备品

虽然已经知道预产期，但是大部分孕妇还是会提前或推迟分娩。一般情况下，分娩日期跟预产期有2周的差距，所以应该在怀孕第九个月的时候就做好分娩准备，以便随时住入医院。

主要分娩必备品有：住院时所需的用品、婴儿用品、住院中产妇日常用品、出院用品等，将这些用品通通装入一个大旅行袋里，然后放在孕妇或家人都知道的地方。

自然分娩时，一般要住院3天；而剖腹产时，要住院5～7天，所以要准备好这段期间所需的物品和出院时婴儿所需的物品。

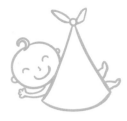

怀孕第10个月的生活宜忌

经常感受到子宫收缩，子宫口变软。体重和子宫大小与上周相差无几。腹部不会继续增大，但是行动会不方便。有时还会出现类似阵痛的假阵痛。

孕妇的身体变化

1.下腹部时常有收缩和疼痛感

随着预产期的临近，下腹部经常出现收缩或疼痛，甚至会产生阵痛的错觉。疼痛不规则时，这种疼痛并非阵痛，是身体为适应生产时的阵痛而出现的正常现象。愈接近分娩，疼痛会愈来愈频繁。当这些疼痛有规则地重复时，有可能开始分娩，所以应该做好去医院的准备。

2.子宫口变软，分泌的黏液增多

随着分娩期的接近，子宫口开始变得湿润、柔软、富有弹性，有助于胎儿顺产。这个时期，子宫的分泌物会增多，要经常换洗内衣、勤洗澡。有些孕妇的子宫口会提前张开，这时最好保持心神稳定，继续观察身体变化。

3.出现不规则的假阵痛收缩

子宫收缩是即将分娩的讯号，而大部分孕妇在子宫收缩之前，会经历假阵痛收缩。假阵痛收缩类似阵痛，但是不同于子宫收缩。假阵痛收缩没有规律，而且稍微活动，疼痛就会消失。

4.出现有规律的子宫收缩

临近分娩时，子宫颈部变得更加柔软，开始出现有规律的子宫收缩。随着孕妇的活动，子宫收缩更强烈。如果收缩间隔一定，而且愈来愈短，就应该立即去医院。

5.开始出现分娩的征兆

除了子宫收缩，还会出现其他分娩的征兆。由于羊膜的破裂，会流出羊水、堵住子宫颈管的黏液、血液的混合物，这种液体叫做恶露。出现恶露就预示着即将开始分娩，所以应该尽快去医院。

6.开始出现阵痛

腹部感到针刺似的疼痛，并且这种疼痛以30分钟或1小时为间隔持续发生，那么这时就可以认定阵痛开始。阵痛的时间间隔因人而异。一旦阵痛间隔时间小于30分钟，不要慌张，沉着地做好住院准备。

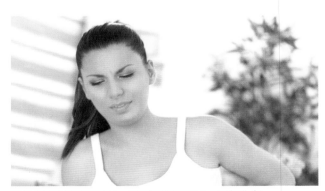

⬆出现分娩征兆时，要立即做好入院的准备。

维持规律的生活起居

随着分娩期的接近，之前持续的生活习惯容易被打乱。应该避免剧烈的运动，不过，产前维持适当的活动和规律的饮食习惯有助于顺利生产。

1.避免独自外出

身体疲劳时容易造成提前分娩，而且由于很难保证刚好在预产期分娩，所以接近分娩时，应该避免独自外出。最好跟家人或周围的人一起外出。如果不得不一个人外出，就应该把自己的行踪告诉身边的人。

2.建立紧急联络名单

要建立紧急联络名单，这样无论什么时候出现意外，都可以采取适当的措施。除了医院的联系方式外，还有家人的联系方式也要一目了然地整理出来。这样，万一出现意外情况，就可以及时寻求帮助，不至于手忙脚乱。

3.保持身体清洁

随着分娩的接近，子宫分泌物会增多，身体变得笨重，而且会流很多汗。因此要经常洗澡，不仅能清洁卫生，还能维持清新的气氛。临近分娩时，孕妇要避免到大众泡汤池，因为容易感染病菌，而且有滑倒的危险，所以最好不要到大众池泡汤。

4.适度的运动有助分娩

分娩前孕妈咪常常会因身体笨重而不愿意运动，这是不对的，适度进行安全的运动，才能有助于分娩。

持续接受怀孕最后的定期检查

真正到了分娩前的最后时期。接近预产期时进行定期检查，能准确预测分娩的时间和适合的分娩方式。此外，透过最后一个月的定期检查，可以知道是否适合进行自然分娩。

1.要预测自然分娩的可能性

当胎儿的成长发育顺利时，根据孕妇的体力、体重增加量、骨盆的大小、羊水量，可以预测自然分娩的可能性。大部分孕妇可以透过自己的毅力和努力，成功地完成自然分娩。只要怀孕状态良好，孕妇下决心进行自然分娩，可以事先认真学习自然分娩的知识。

2.怀孕最后一个月的胎教

怀孕最后一个月，是心理和身体方面非常痛苦的时期，但是想到胎儿即将出生，就不能忽视胎教。跟老公一起练习呼吸方法的同时要有条不紊地进行各项准备工作。接近分娩时，怎么努力也无法消除内心的紧张和不安，而且会出现腹部痉挛或心跳加快等临产前的各种征兆。

情绪不安时，要跟老公一起练习分娩的过程和呼吸方法。老公可以替怀孕的老婆按摩肩部和四肢，放松心情。为了顺利分娩，可以练习拉梅兹分娩法。另外，直到最后一刻，进行胎谈、胎教有助于顺产。这时，应该让胎儿意识到要和爸爸妈妈见面的事实，同时为即将来临的分娩做好准备。

分娩准备完成

1.完美地做好迎接宝宝的准备

为了分娩，住院前要做好迎接宝宝的准备工作。要事先为婴儿床、被子的存放，婴儿用品的摆放，腾出一些空间。在坐月子中心进行产后护理时，事先要把所需的物品送到坐月子中心。另外，出院时需要的婴儿衣物要跟出院用品一起整理。

2.准备好住院用品

要重新确认已经准备好的住院用品。接受定期检查时，先领取住院用品列表，然后对照列表逐项准备。因为不知道会在什么样的情况下住院，所以要装入住院用品的提包应该放在容易找到的地方。为丈夫详细记录家中的各种事项考虑到分娩后丈夫独自生活，要把家中各种事情详细记录。

3.了解分娩当天的过程

突然出现阵痛时容易慌张，所以要事先了解住院时的过程。电话机旁边要贴上用大字写的医院电话号码，为了能随时保持联系，要重新确认家人手机号码和紧急联络处的电话号码。另外，要考虑好分娩当天要用的交通工具或请家人协助接送。

4.做好心理准备

随着分娩期的临近，对宝宝的期待和对分娩的恐惧愈来愈强烈，心理不安或疲劳时，要重新练习从开始阵痛到分娩的整个过程，以及分娩呼吸方法。平时认真练习的孕妇，进入产室后，也会头脑一片空白。所以要充分练习，熟练掌握呼吸方法。

阵痛开始后立即住院

现在将要结束10个月漫长而辛苦的怀孕过程。一旦开始出现规律的阵痛，就应该在做好心理准备的同时住进医院。分娩的痛苦是不可避免的，但这也是成为母亲的必经过程，因此，产妇一定要坚持到最后。

1.住院待产

如果感到阵痛已经开始，在测出阵痛间隔后马上与医院取得联系。一旦出现羊水破裂或者大量出血，就必须及时赶往医院。第一次分娩时，阵痛的时间比较长，因此最好在规律的阵痛间隔达到10分钟的时候再住院。一旦阵痛开始，进食就会变得比较困难，同时由于那时可能会引起呕吐，所以应当吃一些容易消化的汤类或者果汁类食物。

2.阵痛是什么样的疼痛?

❶ 阵痛的程度：询问有生产经验的人，回答都不尽相同，有人说"就像生理痛最严重的时候"，也有人说"就像腰部沉重、被推的感觉"，每个人对痛的定义都不相同。

❷ 阵痛的原理：阵痛是因为子宫收缩引起。子宫收缩时感觉痛，不收缩时疼痛就会消失。通常收缩是周期性反复发生，间隔渐渐缩短，疼痛就愈来愈强。

❸ 缓和阵痛的方法：可以透过参加妈妈教室，或是看书，充分了解生产的原理。这样做，不只可以了解自己的状况，也可以知道胎儿的状态，不至于对生产抱着过度的不安和恐惧。除此之外，呼吸法和辅助动作也很有帮助，在生产前必须实际躺下来反复练习。

Part3
孕期养胎饮食宜忌

　　孕期开始了，随着时间的推移，准妈妈无论是生理还是心理都会产生很大的变化，而宝宝也一天天在改变，这些都需要准妈妈做好身体的保健工作，并进行适当的饮食，以从中摄取自己和宝宝所需的营养。为了胎儿的成长，应该维持充分而均衡的饮食习惯，而且要透过适当的运动为生活注入活力。此时也应该全面开始进行胎教，对胎儿来说，妈妈健康的身体和愉悦的心情是最重要。为了安全生下宝宝，要细心预防高血压和早产，并分出足够的时间和精力，为分娩最好充足的准备。

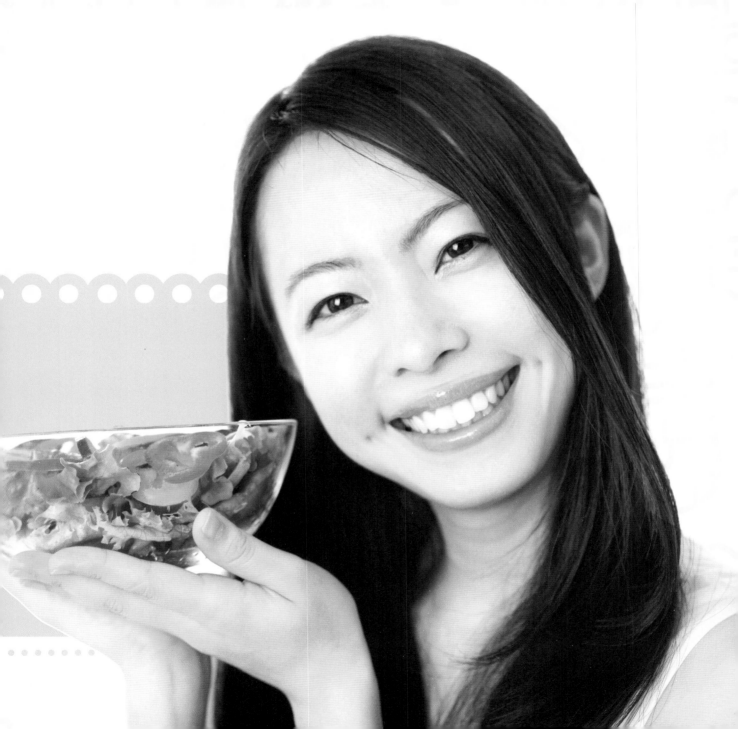

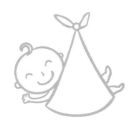

怀孕初期饮食须知

怀孕初期是胎儿细胞分化、人体器官形成的主要时期，也是母体内发生适应性生理变化的时期。这一阶段的饮食，成为准妈妈们的头等大事。

孕妇要继续补充叶酸

孕前要补充叶酸，孕后还要继续补充，如果孕妇在怀孕初期缺乏叶酸，会影响胎儿大脑和神经系统的正常发育，严重时将造成无脑儿和脊柱裂等先天畸形，也可使胎盘发育不良而造成流产、早产等。

怀孕初期孕妇体内叶酸标准明显低于非孕妇女，而且怀孕初期是胎儿中枢神经系统生长发育的关键期，脑细胞增殖迅速，最易受到不良因素的影响。如果在这个关键期补充叶酸，可使胎儿患神经管畸形的危险性减少。当然，叶酸也并非补得愈多愈好。长期过量服用叶酸，会干扰孕妇的锌代谢。所以服用叶酸一定要在医生或保健人员的指导下使用，切忌滥用。

孕妇禁吃发霉变质的食物

细菌在自然界中到处都有，其产生的细菌素对人体危害很大，如果孕妇食用则危害更大。研究表示，孕妇吃了发霉变质的食品后，会出现腹痛、剧烈呕吐等症状，或因呼吸不正常而造成缺氧，这些都是影响胎儿正常发育的不良因素。在妊娠早期2～3个月，胚胎正处在高度增殖、分化时期，由于细菌毒素的危害，可使染色体断裂或畸变，产生遗传性疾病或畸形胎儿，如先天性心脏病、先天性愚钝型胎儿等，甚至导致胚胎停止发育而发生死胎或流产。

除此之外，细菌毒素长期作用于人体，可致人体细胞癌变，如黄曲霉素可致肝癌。因此，孕妇在日常生活中要讲究饮食卫生，不吃发霉变质的大米、玉米、花生、薯类、菜类以及甘蔗、柑橘等食品，以防细菌毒素殃及胎儿。

孕妇最好不要吃全素

有些孕妇怕发胖，或是平常习惯吃素，就会以素食为主，不吃荤食，加上怀孕后，妊娠反应比较大，就更不想吃荤腥油腻的食物，结果全吃素食了。这种做法可以理解，但是孕期长期吃素，会不利于胎儿的健康生长。

孕妇全吃素食而不吃荤食，最直接的影响是会造成牛磺酸缺乏。虽然人体自身也能合成少量的牛磺酸，但是对于孕妇而言，由于牛磺酸需要的量比平时大，人体本身合成牛磺酸的能力又有限，加上全吃素食，而素食中又普遍缺乏这一营养成分。久而久之，必然会造成牛磺酸缺乏。那么，孕妇从外界摄取一定量的牛磺酸以维持正常的生理功能就十分必要了。牛磺酸的摄取最健康、最安全的方法就是从荤菜中来补充。因此，为了自身健康和胎儿的正常发育，吃素食的孕妇也应适量吃些荤食，注意做到荤素搭配，以避免造成大人、宝宝营养不良。

孕妇饮水首选白开水

怀孕期间多饮水可以增加循环血量，促进新陈代谢，提高孕妇自身免疫功能，对胎儿的生长发育也有促进作用。但是，专家提醒孕妇，饮水也要注意：首选白开水。少喝茶，最好不喝含糖饮料、碳酸饮料和咖啡，鲜榨纯果汁每天也不要超过300克。

白开水对人体有"内洗涤"作用，比较容易透过细胞膜，能促进新陈代谢，增加血红蛋白含量，提高人体免疫功能。同时，白开水还可以降低血液中能引起孕妇呕吐的激素浓度。经过煮沸消毒后的白开水清洁卫生，能避免致病菌引发的疾病，应是孕妇补充水分的主要来源。但不要喝久沸或反复煮沸的开水。如果要饮用矿泉水，应尽量选择可靠的品牌，合格的矿泉水应无异味、杂味。

但孕妇尽量不要喝冷水，要稍温热后再喝，以免刺激肠道，引起子宫收缩。需要孕妇注意的是，喝饮水机上的桶装水要注意出厂日期，每桶水要在1周内喝完，以免时间过长滋生细菌。饮水机也要使用半年清洗一次内胆，达到洁净的目的。需要提醒孕妇的是，孕期不宜喝纯净水。纯净水、太空水、蒸馏水都属于纯水。其优点是没有细菌、病毒，缺点是大量饮用时，会带走体内有用的微量元素，进而降低人体免疫力。

另外，要少喝茶。饮茶容易提高孕妇的神经兴奋性，可能导致其睡眠不深、心跳加快、胎动增加等情况出现。而且茶叶中所含的鞣酸可能与食物中的钙、铁元素结合，生成一种不能被人体吸收的复合物，影响钙、铁的吸收，影响到胎儿发育，导致孕妇贫血。碳酸饮料和咖啡也会提高孕妇的神经兴奋性，而且因碳酸饮料含有咖啡因、色素、糖等成分，还会加重孕妇缺钙的症状。

孕妇一定要吃早餐

孕妇孕期的营养很重要。早餐是1天的第一餐，重要性不惶多让。如果孕妇不吃早餐，不仅自己挨饿，也会让胎儿挨饿，这对胎儿的生长发育极其不利。所以孕妇一定要吃早餐，而且还要吃好。有些孕妇在怀孕之前就有不吃早餐的习惯，这样很不好。为了改掉不吃早餐的习惯，孕妇可以稍微早点起床，早餐前先活动一段时间，比如散步、做一些简单的家务等，启动器官的活动功能，促进食欲，加速前1天晚上剩余热量的消耗，以产生饥饿感，促使产生吃早餐的欲望。

为了刺激食欲，孕妇也可以在起床后喝一杯温开水，透过温开水的刺激和冲洗作用启动器官功能。血液稀释后，会加速血液循环，使肠胃功能恢复正常运作，同时活跃其他器官功能。当然，养成早上排一次便的习惯，排出肠内废物，也是有利于进食早餐的。

孕妇晚餐宜少吃

有些孕妇忙碌了一整天，到了晚上空闲下来了，吃饭时就大吃特吃，这样对健康是不利的。晚饭既是对下午劳动消耗的补充，又是对晚上及夜间休息时热量和营养物质需求的供应。但是，晚饭后人的活动毕竟有限，晚间人体对热量和营养物质的需求量并不大，特别是睡眠时，只要能提供较少的热量和营养物质，使身体维持基础代谢的需要就够了。

如果孕妇吃得过饱，营养摄取过量，就会增加肠胃负担，睡眠时肠胃活动减弱，不利于食物的消化吸收。所以孕妇晚餐应少吃一点，并以细软、清淡为宜，这样有利于消化，也有利于睡眠，还能为胎儿正常发育提供良好的条件。

不要强迫孕妇吃东西

孕吐是孕妇保护腹中胎儿的一种本能反应。如果孕妇觉得某种食品很难吃，就不应强迫孕妇吃这种东西，而应根据孕吐的症状，对孕妇的日常饮食做出相应调整，以适应腹中胎儿生长发育的需要。

营养学家主张孕妇的饮食应以"喜纳适口"为原则，尽量满足其对饮食的嗜好，尽量避免可能会让她觉得恶心的食物或气味。如果孕妇觉得好像吃什么都会觉得恶心，不要着急，可以吃那些能提起孕妇胃口的东西，哪怕这些食物不能让孕妇达到营养均衡也没关系。不管什么东西，多少吃进去一点，总比吃一大顿但全都吐出去了还好。

调整饮食缓解孕吐症状

孕妇孕吐吃不下东西时，首先应该在饮食上进行调整，以满足孕妇和胎儿的营养需求。首先，可让孕妇多吃些富含蛋白质的清淡食物，帮助抑制恶心症状。其次，孕妇应随时吃点零食，一刻都不要让自己的胃空着，因为空腹是最容易引起恶心的。可以在床头放点饼干等简单的小零食，如果半夜醒来感到恶心，也可以吃点饼干来缓解。除此之外，姜能够有效缓解孕吐症状。可把生姜切碎，用热水冲泡，给孕妇冲一杯姜茶，这样可以让孕妇的胃感到舒服一些。

此外，还要避免吃含高脂肪的食物，因为需要更长的时间才能消化。油腻、辛辣、有酸味和油炸的食物也要少吃，因为这些食物会刺激孕妇已经变得脆弱的消化系统，加重孕吐症状。

孕妇不宜营养过剩

怀孕期间，良好的营养是必要条件。但物极必反，孕期摄取太多的营养，不但对母子健康不利，甚至有害。孕妇摄取过量主食，使热量超标，会导致母亲过胖、胎儿过大。母亲过胖可能引起孕期血糖过高，导致妊娠糖尿病，胎儿过大会导致难产。而胎儿体重愈重，难产发生率愈高。如新生儿体重大于3.5千克，难产率可达53%；新生儿体重超过4千克，难产率高达68%。而且，由于营养过剩，体重超过4.5千克的巨大胎儿也时有出现。这些肥胖婴儿出世时，由于身体脂肪细胞大量增殖，往往导致将来罹患肥胖、糖尿病、高血压等代谢性疾病。

判断孕妇是否营养过剩最简便、最常用的指标就是测量体重。怀孕期间每月量体重至少1次。孕前体重正常的女性，妊娠后的前3个月内体重可增加1.1～1.5千克；3个月后，每周增加0.35～0.4千克，至足月妊娠时，体重比孕前增加10～12.5千克。如体重增加过快、肥胖过度，应立即调整饮食结构，并去医院咨询。

食糖过量宝宝易患近视

如今，由于生活水平不断提高，人们的饮食结构愈来愈精细，其中食物的含糖量也愈来愈多。对孕妇来说，如果摄取了过量的饮料和精致食品，导致体内糖分过量，就会导致眼球晶体发育环境异常，使得胎儿的晶体过早发育，就更容易导致近视发生。有动物实验表示，让动物摄取过量糖分，对于视力都有影响。因此为了胎儿的健康发育，孕妇要尽量少吃糖。

怀孕初期忌吃的食物

1.马齿苋

马齿苋又称马齿菜，既是药物又可做菜食用。但因其性寒，所以怀孕初期，尤其是有习惯性流产史的孕妇应禁食。

2.芦荟

怀孕中的妈妈食用芦荟可能引起消化不良反应，如恶心、呕吐、腹痛、腹泻甚至出现便血，严重者可能引起肾脏功能损伤；芦荟还能使女性骨盆内脏器官充血，促进子宫的运动，孕妇服用容易引起腹痛，出血量增多甚至导致流产。同时要注意，孕妇也不可食用含有芦荟成分的保健品，以及使用含有芦荟成分的护肤品。

3.木瓜

木瓜偏寒性，孕妇不宜食用太过于寒性的食物，否则容易引起腹泻或胃寒。而且木瓜具有活血化瘀作用，食用过量也不利于保胎。

4.咖啡

咖啡的主要成分咖啡因和可乐宁是会兴奋中枢神经，孕妇大量饮用咖啡后，会出现恶心、呕吐、头晕、心跳加快等症状。同时，咖啡因能迅速透过胎盘作用于胎儿，使胎儿直接受到咖啡因的不良影响。

5.桂圆

孕妇阴血偏虚，阴虚则滋生内热，因此往往有大便干燥、口干而胎热、肝经郁热的征候。孕妇食用桂圆后，不仅不能保胎，反而易出现漏红、腹痛等先兆流产症状，而怀孕晚期食用，有可能导致出血、早产。

6.螃蟹

螃蟹性寒凉，有活血祛瘀功效，怀孕初期的孕妇食用后会造成出血、流产。尤其是蟹爪，有明显的堕胎作用，故对孕妇不利。

7.薏仁

薏仁性寒，中医认为，薏仁具有利水滑胎作用，孕期食用容易造成流产，尤其是怀孕初期三个月应禁吃。临床上也发现，孕妇女性吃太多的薏仁，会造成羊水流出，对胎儿不利。因此，孕妇应禁食薏仁。

8.杏仁

杏仁可以分为两种，其一是苦杏仁，可以做中药，含有氢氰酸有毒的物质，能使胎儿窒息死亡。小儿食用7~10个苦杏仁即能致死。为避免其毒性物质透过胎盘屏障影响胎儿，孕妇应禁食苦杏仁。

9.山楂

山楂有活血通瘀功效，对子宫有兴奋作用，孕妇食用过量可促进子宫收缩，进而增加流产的机率。尤其是以往有过自然流产史或怀孕后有先兆流产症状的孕妇，更不应该吃山楂及山楂制品。

10.酒

酒精对胎儿的危害主要是损伤脑细胞，使脑细胞发育停止、数目减少，使脑的结构形态异常和功能障碍，导致不同程度的智力低下，性格异常，甚至造成脑瘫痪。致畸作用与饮酒量、酒中含酒精浓度、不同胚胎时期及孕妇的个人体质有关。孕期愈早影响愈大，在妊娠的前3个月，特别是在胎儿器官发育期（妊娠8周内）影响更大。且长期饮酒可致胎儿慢性酒精中毒。

适合：怀孕初期的妈妈

卷心菜咸粥

原材料

大米 1 杯
卷心菜 1/4 颗
胡萝卜 1/2 根
干香菇 3 朵
虾米适量

调味料

盐适量

小常识

卷心菜有清热止痛、增强食欲、促进消化、预防便秘功效，适合动脉硬化患者、胆结石症患者、肥胖患者、孕妇及有消化道溃疡的人食用。

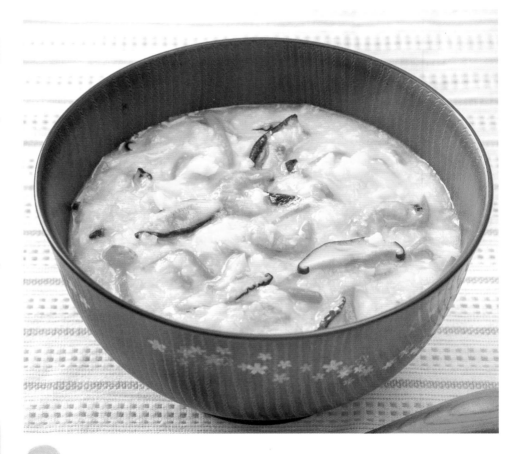

做法

1 大米洗净，加水煮成粥；香菇泡水，切成丝；卷心菜洗净，切成丝；胡萝卜洗净削皮，切成丝；虾米用水冲一下，备用。

2 热油锅，先爆香香菇，再放入虾米炒至散出香气，加入胡萝卜丝、卷心菜丝拌炒至软，再加入白粥一起炖煮，煮至微滚，加入适量盐，续焖煮约 5 ～ 10 分钟后熄火即完成。

适合：怀孕初期的妈妈

鲷鱼野菜炊饭

原材料

五谷米 1 杯　　竹笋 1/3 支
大米 1 杯　　黑木耳 1 片
鲷鱼 1 片　　杏鲍菇 1 根
干贝 5 颗　　葱花少许
牛蒡 1/2 支
胡萝卜 1/3 根

调味料

姜末 1 小匙
生抽 2 大匙
米酒 1 大匙
盐少许

小常识

　　黑木耳具有补血气、活血、滋润、强壮、通便功效，对痔疮、胆结石、肾结石、膀胱结石等病症有食疗作用，对孕妇的健康有很大帮助。

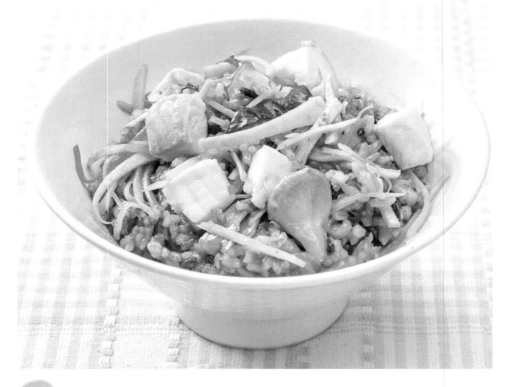

做法

1 五谷米、大米洗净后泡水 30 分钟；干贝用水泡开；牛蒡、竹笋、胡萝卜、黑木耳洗净后切丝；杏鲍菇切小块；鲷鱼洗净切斜刀片，热油锅，放入鲷鱼片煎至两面金黄。

2 电饭锅内锅中放入所有食材和 2 杯的水、所有调味料，外锅倒入 2 杯的水，按下开关，蒸至开关跳起，掀盖用饭匙拌匀，盛入碗中，摆上煎好的鲷鱼片，最后撒上葱花装饰即完成。

适合：怀孕初期的妈妈

菠菜鱼片汤

原材料 · · · · · · · · · · · · · · ·

鲈鱼肉 250 克
菠菜 100 克
葱段适量
姜片适

调味料 · · · · · · · · · · · · · · ·

米酒适量
盐适量

小常识

菠菜能促进生长发育，增进抗病能力，促进人体新陈代谢，延缓衰老，适合孕妇食用，可以预防贫血、补充叶酸，还能有效预防便秘者。

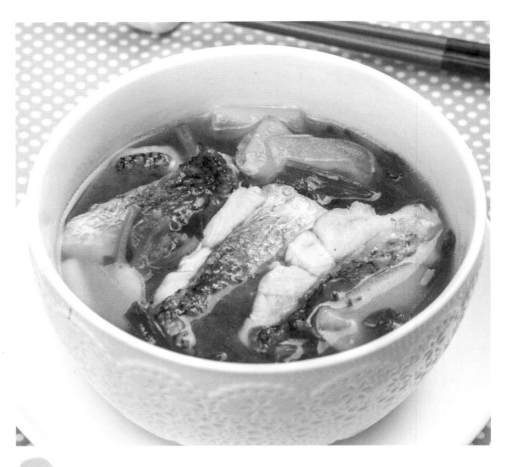

做法

1 菠菜挑拣，清洗后，切小段；鲈鱼肉洗净，切成薄片。

2 鲈鱼加米酒、盐腌渍 30 分钟。

3 锅子加油烧热，放入葱段、姜片爆香，将鱼片略煎，再加水煮滚后，转小火焖煮 20 分钟，最后撒入菠菜段，加盐调味即可。

适合：怀孕初期的妈妈

蒜头蛤蜊鸡汤

原材料 · · · · · · · · · · · · · · ·

鸡腿肉 100 克
蛤蜊 300 克
蒜头 30 瓣
姜 2 片

调味料 · · · · · · · · · · · · · · ·

米酒 1 大匙
盐适量

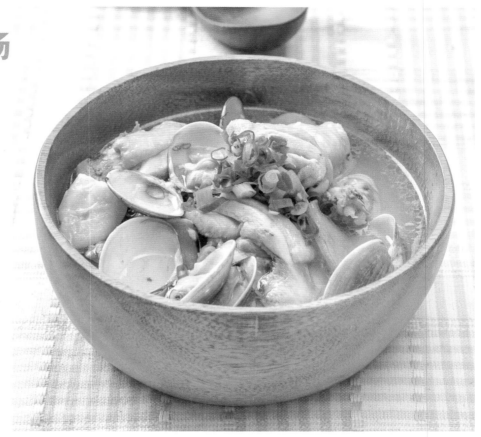

小常识

蛤蜊有滋阴、软坚、化痰作用，对甲状腺肿大也有较好的食疗功效。蛤蜊含蛋白质多而含脂肪少，适合孕妇、血脂偏高或高胆固醇血症者食用。

做法

1 将鸡腿肉洗净切块；蛤蜊洗净，泡盐水吐沙；蒜头去皮。

2 烧一锅开水，加少许盐，放入鸡腿肉汆烫去血水，捞起备用。

3 内锅中依序放入鸡腿肉、蛤蜊、姜片、蒜头、米酒，再加水淹过食材，外锅倒入 1 杯水，按下开关，蒸至开关跳起，再焖 10 分钟，最后加盐调味即完成。

适合：怀孕初期的妈妈

香炒年糕

原材料 · · · · · · · · · · · · · · · · ·

年糕条 300 克　鲜香菇 2 朵
红甜椒 1/2 颗　葱花 1 大匙
青椒 1/2 颗　蒜末 1 小匙
胡萝卜 1/3 根　白芝麻 1 小匙
洋葱 1/4 颗　高汤 1 杯

调味料 · · · · · · · · · · · · · · · · ·

生抽 2 大匙
糖 1 大匙
芝麻油 1 大匙
白胡椒粉少许

小常识

　　香菇中的多醣体是最强的免疫剂和调节剂，具有明显的抗癌活性，可以使因患肿瘤而降低的免疫功能得到恢复，很适合孕妇食用，可增加抵抗力。

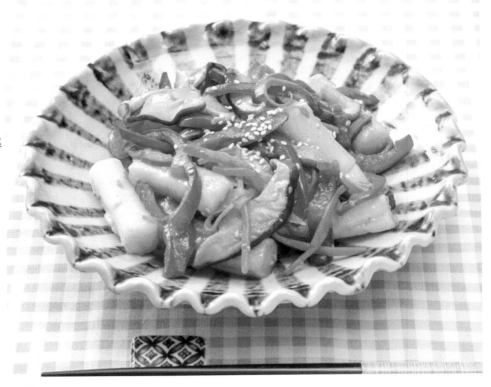

做法

1　将年糕条洗净，泡热水 10 分钟；红甜椒、青椒、鲜香菇洗净切丝；胡萝卜、洋葱洗净，去皮切丝；将白芝麻、葱花、蒜末放入碗中，加入调味料拌匀，调成酱汁。

2　内锅中依序放入年糕条、所有切丝材料，再倒入酱汁和高汤，外锅倒入 1 杯水，按下开关，蒸至开关跳起，拌匀即完成。

适合：怀孕初期的妈妈

无锡排骨

原材料

猪小排 300 克
姜 3 片
桂皮 1 根
八角 1 颗

调味料

生抽 2.5 大匙
芝麻油 1 小匙
白糖 1 大匙
淀粉 1 大匙
米酒 1 大匙

调味料

番茄酱 1 大匙
生抽 1 大匙
芝麻油 0.5 大匙
乌醋 1 大匙
米酒 0.5 大匙

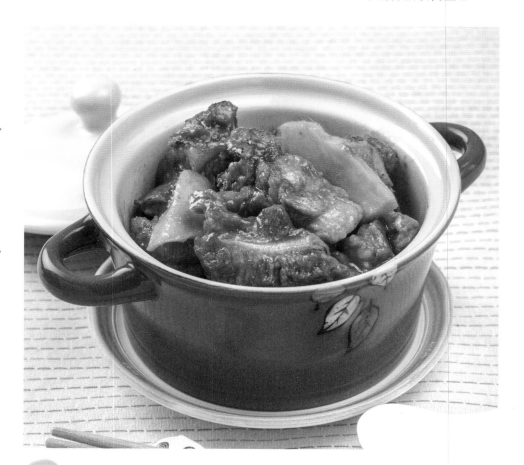

做法

1 猪小排洗净，加入调味料 A，搅拌均匀后，腌渍 5 分钟。

2 热锅中倒入适量油，放入腌好的排骨，煎至两面金黄。

3 大碗中依序放入、煎好的排骨、拌匀的调味料 B、姜、桂皮和八角，将大碗放到电饭锅中，外锅倒入 2 杯水，按下开关，蒸至开关跳起，即可取出盛盘。

适合：怀孕初期的妈妈

海味时蔬

原材料......................

剥壳虾 5 只　　荷兰豆 50 克
墨鱼 70 克　　竹笋 80 克
鲷鱼 50 克　　姜末适量
黄甜椒 30 克

调味料......................

生抽适量
米酒适量
芝麻油适量

小常识

　　虾具有补肾、壮阳、通乳功效，属强壮补精食品。食用虾可治阳痿体倦、腰痛腿软、筋骨疼痛、失眠不寐、产后乳少，以及丹毒、痈疽等症。

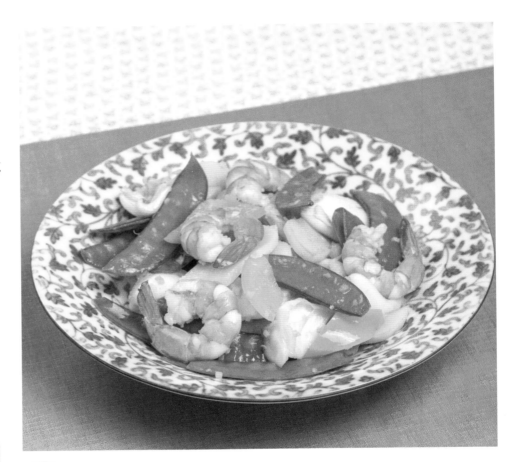

做法

1　竹笋洗净，切片；黄甜椒洗净，去籽，切滚刀块；墨鱼洗净，切斜片；鲷鱼洗净，切斜片；荷兰豆洗净，去蒂头粗丝。

2　烧一锅开水，加入少许盐，汆烫竹笋、荷兰豆，捞出后，再汆烫虾子、墨鱼、鱼片，捞出备用。

3　热油锅，爆香姜末，先下蔬菜翻炒，再加入虾肉、墨鱼片、鲷鱼片、生抽、米酒、黄甜椒翻炒，起锅前，淋入少许芝麻油即可。

适合：怀孕初期的妈妈

金钱虾饼

原材料 · · · · · · · · · · · · · · · · ·

虾仁 250 克
马蹄 4 颗

调味料 · · · · · · · · · · · · · · · · ·

蛋白 1 颗
淀粉 1 小匙
米酒 1 小匙
姜末 1/4 小匙
盐 1/4 小匙

小常识

虾可以补充精力，所含有的微量元素硒还能有效预防癌症，备孕女性、孕产妇、肾虚阳痿、男性不孕症者、腰脚虚弱无力者都可以食用。

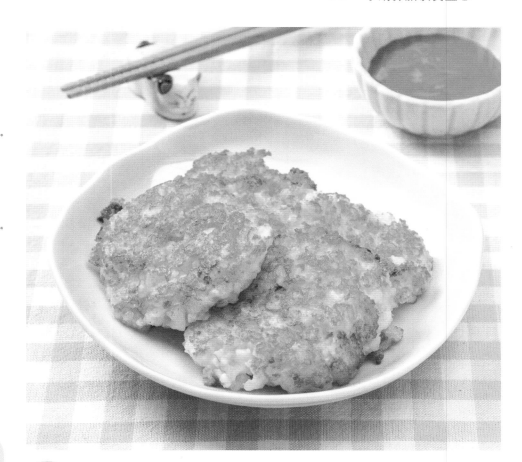

做法

1 虾仁洗净去肠泥，压成泥状后剁碎；马蹄洗净，放进塑料袋中用刀背剁碎；将虾泥和所有调味料放进装有剁碎马蹄的塑料袋，一起搅拌至出现黏性。

2 将拌好的馅料分成大小一致的小团，再整成圆饼状。

3 热油锅，放入虾饼，以中小火煎至两面金黄熟透即可。

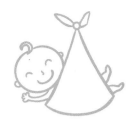

怀孕中期饮食须知

随着害喜反应的消失，很多孕妇的食量会明显增加，但在增加食量的同时，也要注意适当摄取均衡的营养。

怀孕中期的贴心饮食建议

怀孕中期胎儿的生长速度逐渐加快，体重每天约增加10克左右，胎儿的骨骼开始钙化，脑部发育也处于高峰期。此时，孕妇的胃口开始好转，本身的生理变化，使皮下脂肪的储存量增加，子宫和乳房明显增大，孕妇的基础代谢也增加10%～20%。

因此，这一阶段的日常膳食应强调种类多样化，主食（大米、面）350～400克，杂粮（小米、玉米、豆类等）50克左右，蛋类50克，牛乳220～250毫升，动物类食品10～150克，动物肝脏50克，且每周宜食用2～3次，蔬菜400～500克（绿叶蔬菜占2／3），食用菌藻类食品，水果100～200克，植物油25～40克。

由于怀孕中期子宫逐渐增大，常会压迫胃部，使餐后出现饱胀感，因此每日的膳食可分4～5次，但每次食量要适度，不能盲目吃过量而造成营养过剩。如孕妇体重增加过多或胎儿超重，无论对孕妇或是宝宝都会产生不利影响。另外，注意不能过量服用补药和维生素等锭剂，以免引发不良反应。

孕妇不宜进食过量

因为孕妇每天需要满足自身和胎儿的双重营养需求，所以，有些人会认为是"一人吃，两人补"，更有一些孕妇以"填鸭式"进食，其实这是不正确的。

有些孕妇认为蛋白质的摄取十分重要，于是在均衡膳食的基础上，盲目补充蛋白质。结果，过量的蛋白质摄取后，容易转换成脂肪，造成肥胖，而且蛋白质的过度分解和排出，也会加重肾脏负担。

孕妇应在营养充足但不过剩的前提下，保持膳食平衡。而且膳食要多样化，尽可能食用天然食品，少食高盐、高糖及刺激性食物。另外，孕妇应适当吃富含维生素和叶酸的新鲜蔬果，这不仅是满足自身和胎儿营养所需，而且可防新生儿神经管畸形。在均衡膳食的基础上，孕妇要适当运动，也可以做一些强度不大的家务，以促进体内新陈代谢，消耗多余的脂肪，维持营养平衡，这样才有益于孕妇和胎儿的健康。

孕妇进食不宜狼吞虎咽

孕妇进食是为了充分吸收营养，如果吃得过快，食物咀嚼得不精细，进入胃肠道后，食物与消化液接触的面积就会缩小，影响食物与消化液混合，有一部分食物中的营养成分不能被人体吸收，就降低食物的营养价值，对孕妇和胎儿没有好处。此外，有时食物咀嚼不够，还会加大胃部消化负担或损伤消化道黏膜，使消化液分泌减少，易患肠胃疾病。所以，孕妇在进食时，慢慢咀嚼食物可以使消化液的分泌增多，这对摄取营养有利。

孕妇不能盲目节食

通常情况下，女性怀孕后都需要增加饮食，以供给母婴营养所需。但也有少数孕妇怕发胖会影响身材，或担心宝宝出生后较难减肥，就尽量减少进食，这种做法也不正确。

女性怀孕以后，为了胎儿生长和产后哺乳需求，在孕期要比孕前增加9～13.5千克，这些增重是必要的，否则胎儿就不能正常生长发育。如果孕妇盲目节食，就会使胎儿先天营养不良。孕期节食的孕妇，生出的宝宝多半易身体虚弱，甚至会发生多种疾病。

另外，孕妇盲目节食还会影响宝宝的大脑发育。宝宝脑细胞发育最关键的一段时期是在孕期的最后3个月至出生后6个月，在这段时期如果孕妇节食，胎儿的脑细胞发育不完善，就极易使智力发展受阻或受损。盲目节食造成的营养不良，对孕妇本身危害也很严重，会发生难产、贫血、软骨症等疾患，甚至为产后健康带来痛苦和麻烦。所以，孕妇不能盲目节食，只有在达到满足孕妇本身和胎儿营养所需的情况下，才能适当控制饮食，以防身体过胖和胎儿过大，出现难产。

孕妇饮食不能过咸

孕妇在怀孕中期容易产生水肿和高血压，这时应该注意，饮食不宜太咸。如果孕妇饮食太咸，可导致体内钠滞留，容易引起浮肿，影响胎儿的正常发育。另外，孕妇要定期产检，监测血压、体重和尿蛋白的情况，注意有无贫血和营养不良。对于孕妇来说，每日盐不超过5克即可。

孕妇可适量食用鱼肝油

鱼肝油的主要成分是维生素A和维生素D，有助视觉发育、强壮骨骼，预防、治疗佝偻病，而且对胎儿的骨骼发育有好处。所以，孕妇可以适量食用，但切勿滥食鱼肝油。研究表示，滥用鱼肝油的孕妇，产下畸形儿的机率会增高。如果孕妇体内所含维生素D过量，会引起胎儿主动脉硬化，对其智力发育造成不良的影响，导致肾损伤及骨骼发育异常，使胎儿出现牙滤泡移位，出生不久就有可能长出牙齿，导致早熟。

同时数据表示，孕妇过量服用维生素A，会出现食欲减退、皮肤发痒、头痛、精神烦躁等症状，对胎儿的发育也不利。因此，孕妇不宜过量食用鱼肝油，而应多吃些肉类、蛋类和骨头汤等富含矿物质的食物。同时，常到户外晒太阳，这样自身制造的维生素D就可以维持胎儿的正常发育。

孕妇饮用冷饮要有节制

有些妇女怀孕后由于内热，喜欢喝冷饮，这对身体健康不利。孕妇在怀孕期，胃肠对冷热的刺激极其敏感。喝冷饮会使胃肠血管突然收缩、胃液分泌减少、消化功能下降，引起食欲不振、消化不良、腹泻，甚至胃部痉挛，出现剧烈腹痛现象。

孕妇的鼻、咽、气管等呼吸道黏膜通常充血并有水肿，倘若贪饮大量冷饮，充血的血管突然收缩，血流减少，易导致局部抵抗力下降，令潜伏在咽喉、气管、鼻腔、口腔里的细菌与病毒乘虚而入，引起喉咙痛哑、咳嗽、头痛等。

孕妇工作中应该这样吃

　　由于职业的原因，有些孕妇无法正常上下班或按时吃饭等，饮食比较没有规律。即使工作不定时，孕妇的用餐时间仍应按时，不要贪图方便，吃泡面、饼干等一些没有什么营养的食物。因为，规律的饮食对孕妇自身的健康和胎儿的健康发育非常重要。

　　上班中的午餐，如果无法自行带便当，就只能在公司附近购买，但也不能草率挑选。以口味清淡、营养丰富的料理为主，例如自助餐或面店等，这样孕妇才能有精力工作，又能让胎儿吸收足够的营养。所以，孕妇吃饭应该"挑三拣四"和降低口味要求的原则。外食的餐点中，要求米饭、鱼、肉、蔬菜都有，同类食物尽量种类丰富，并拒绝重口味的食物。

孕妇晚餐须注意

①不宜过晚进食如果晚餐后不久就上床睡觉，不但会加重胃肠道的负担，还会导致难以入睡。因此，孕妇不应过晚用餐。

②不宜进食过量晚餐暴食，会使胃机械性扩大，导致消化不良及胃疼等现象。而孕妇一旦生病，对胎儿的影响很大。

③不宜重口味晚餐进食大量蛋、肉、鱼等，在消化过程中会加重肠、胃、肝、胆和胰的工作负担，刺激神经中枢，让其一直处于工作状态，导致睡眠时间推迟。而且饭后活动量减少及血液循环放慢，胰岛素能将血脂转化为脂肪，积存在皮下、心膜和血管壁上，会使人逐渐胖起来，容易导致心血管系统疾病。而且过于油腻的食物会引起失眠。所以，晚餐也以清淡、稀软为好。

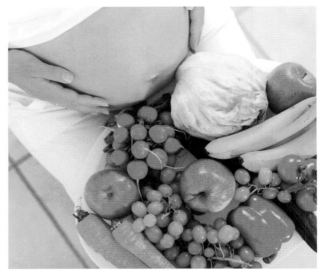

↑孕妇要多吃水果和蔬菜补充维生素。

要谨防被污染的食物

　　如果孕妇食用被农药污染的蔬菜、水果后，极易导致基因正常控制过程中发生转向或胎儿生长迟缓，导致胎儿先天畸形，严重的可使胎儿发育停止，流产、早产或者出现死胎。因此，孕妇在日常生活中尤其应当重视饮食卫生，防止食物污染。应尽量选用新鲜天然食品，避免食用含食品添加剂、化学色素、防腐剂物质的食品。食用蔬菜前要充分洗净，水果应去皮后再食用，以避免农药污染。

怀孕中期忌吃的食物

1.久存的土豆

土豆中含有生物碱，存放愈久含量愈高。过量食用这种土豆，会影响胎儿正常发育，导致胎儿畸形。

2.木薯

胎儿的畸形常与孕妇进食木薯过量而引起中毒有关。因此，为了自身和胎儿安全，孕妇最好不要过量食用木薯，偶尔吃少量，浅尝辄止即可。

3.韭菜

韭菜中含挥发油，易引起子宫兴奋，增加子宫收缩机率，食用过量易引发早产或流产，造成恶心、消化不良。另外，韭菜对于产后退乳很有效，孕妇在怀孕期间吃过量韭菜，会影响产后乳汁分泌。

4.芒果

孕妇若有过敏体质，应少吃芒果。另外芒果的糖分和热量都很高，食用过量会引发肥胖，也容易导致上火而便秘，所以孕妇应少吃或禁吃。

5.竹笋

传统中医学认为，竹笋中还有某些特定成分，有破肝气的药性。故中医建议孕妇少吃。且竹笋中还有较多的粗纤维和难溶于水的草酸钙，会影响钙质吸收，这对于孕期须要补钙的孕妇来说不利。

6.肉桂

肉桂的辛热气，吃太多还容易造成孕妇的子宫收缩，增加流产或早产的危险，所以最好不要过量服用。

7.荔枝

荔枝含糖量较高，孕妇大量食用会引起高血糖。如果血糖浓度过高，会导致糖代谢失调，使糖从肾脏中排出而出现糖尿，容易导致胎儿巨大，并发难产、滞产、死产、产后出血及感染等。因此，孕妇应慎食荔枝。

8.油炸食品

油炸食品属于高油脂、低营养、不易消化的食品，不符合孕妇和产妇的饮食要求。食物经过高温油炸后，所含的多种营养素遭到氧化破坏，营养价值降低，且不利消化，因此孕妇不宜食用油条和油炸食品。

9.糖精

糖精对胃肠道黏膜有刺激作用，并影响某些消化酶的分泌，出现消化功能减退，发生消化不良，造成营养吸收功能障碍。由于糖精是经肾脏从小便排出，所以会加重肾功能负担。因此，孕妇应慎食糖精。

10.味精

孕妇要注意少吃或不吃味精，因为味精的主要成分是谷胺酸钠，血液中的锌与之结合后从尿中排出。如果孕妇缺锌，则会影响胎儿在子宫内的生长，使胎儿的脑、心脏等重要器官发育不良。

11.加工食品

加工食品在生产过程中，为了达到色佳味美和长时间保存的目的，多半会加入防腐剂，有些还添加人工合成色素、香精、甜味剂等，这些化学物质对孕妇和胎儿的危害极大。

适合：怀孕中期的妈妈

杂菇芝士饭

原材料

大米 1 杯　　蒜末 10 克
洋葱丁 30　　无盐奶油 2 大匙
蘑菇 70 克　　芝士丝 60 克
鲜香菇 40 克　高汤 1 杯
蟹味菇 60 克

调味料

米酒 1.5 大匙
盐 0.5 小匙

小常识

蘑菇中含有丰富蛋白质，易被人体吸收。还有钙、铁等矿物质，8 种人体必须却无法自行生成的胺基酸。且蘑菇热量低，可促进食欲、降压降脂。

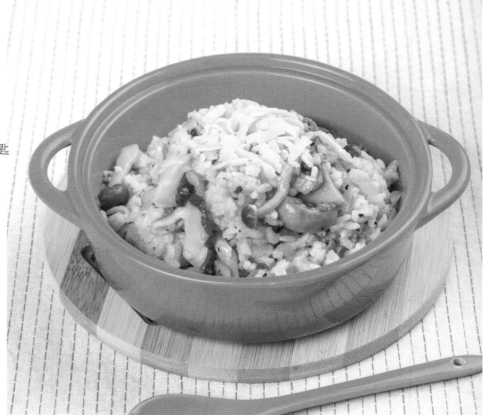

做法

1 大米洗净，沥干；蘑菇洗净，对半切；香菇、鸿喜菇洗净切小段。

2 热锅，放入无盐奶油，爆香蒜末，再加入蘑菇、香菇、蟹味菇拌炒均匀，最后加入大米和所有调味料，略微拌炒一下。

3 拌匀的炒料放入内锅中，外锅加 1 杯水，按下开关，蒸至开关跳起，再焖 5 分钟，打开锅盖搅拌一下，最后撒上起司丝即完成。

适合：怀孕中期的妈妈

奶油鸡肉意大利面

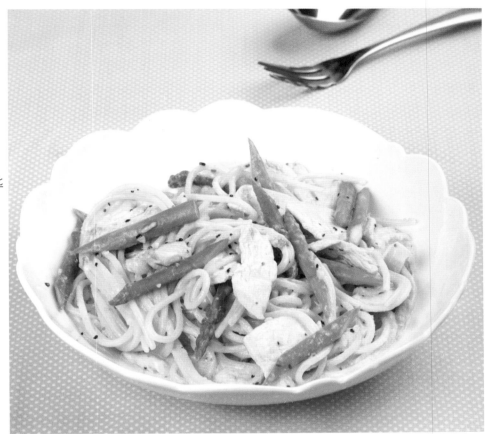

原材料

意大利直面 150 克　蒜末 1 大匙
鸡胸肉 50 克　　　白酱 1 杯
芦笋 3 根　　　　 高汤 1 杯

调味料

起司粉 1 大匙
盐 1 小匙
黑胡椒粉适量
意大利香料粉少许

小常识

芦笋中所含的叶酸，是备孕女性及孕妇补充叶酸的重要来源。芦笋中碳水化合物的含量也很高，可为人体提供能量，含纤维多能帮助肠胃蠕动。

做法

1　将意大利直面用热水泡 10 分钟；芦笋洗净，切小段；鸡胸肉切片，加入盐、黑胡椒粉，腌渍入味。

2　内锅中依序放入芦笋、意大利面、鸡胸肉、蒜末，再倒入白酱、高汤、盐、黑胡椒粉，将内锅放到电饭锅中，外锅倒入 1.5 杯水，按下开关，蒸至开关跳起，拌匀后撒上香料粉和起司粉即完成。

适合：怀孕中期的妈妈

银鱼鸡蛋粥

原材料 · · · · · · · · · · · · · · ·

　大米 1 杯
　银鱼 20 克
　蛋 1 颗

调味料 · · · · · · · · · · · · · · ·

　盐少许

小常识

　　蛋白性微寒而气清，
能益精补气。蛋黄性温而
气浑，能滋阴润燥、养血
熄风。体质虚弱、营养不
良、贫血、孕妇、产妇、
病后等人都可食用鸡蛋。

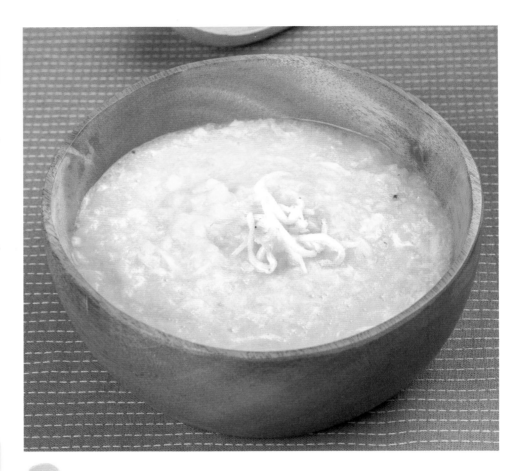

做法

1　大米洗净，沥干；银鱼洗净，泡水备用；蛋打散，备用。

2　内锅中放入大米，加 5 杯水，将内锅放入电饭锅中，外锅加 1 杯水，
　按下开关，蒸至开关跳起后，焖 10 分钟。

3　打开锅盖，放入银鱼，淋入蛋液，略微拌匀后，外锅加 0.5 杯水，
　按下开关，蒸至开关跳起，加盐调味即可。

适合：怀孕中期的妈妈

鲜虾冬瓜汤

原材料 · · · · · · · · · · · ·

草虾 250 克
冬瓜 150 克
姜片适量

调味料 · · · · · · · · · · · ·

芝麻油适量
盐适量
白糖适量

小常识

冬瓜钠含量极低，可
防水肿，且含有维生素C、
特有的油酸及能抑制体内
黑色素沉淀的活性物质，
是天然的美白润肤佳品，
适合孕期想美白的孕妇。

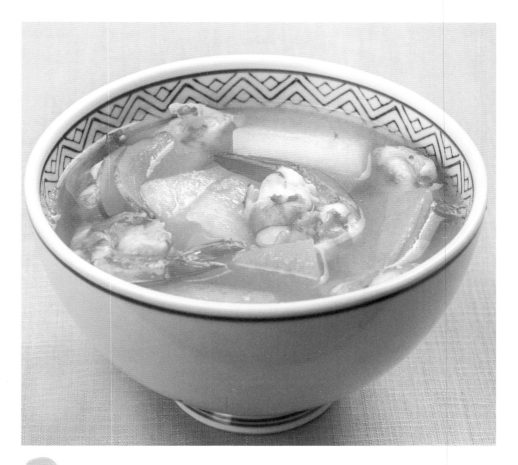

做法

1 将草虾洗净，去肠泥；冬瓜洗净，去皮，切小块。

2 蒸锅水开后，放入草虾，蒸 5 分钟，取出去壳，取出虾肉。

3 烧一锅开水，放入冬瓜与姜片，以中火煮滚后，放入虾肉，加盐、
白糖、芝麻油略煮即完成。

适合：怀孕中期的妈妈

杏鲍菇酱蛋

原材料 · · · · · · · · · · · · · · · · · · ·

水煮蛋 3 颗
洋葱 1/4 颗
杏鲍菇 100 克

调味料 · · · · · · · · · · · · · · · · · · ·

生抽 1 杯
米酒 0.5 杯
白糖 1.5 大匙

小常识

多数人切洋葱时，会因为洋葱刺激眼睛而流泪，切完洋葱却也泪流满面。只要把洋葱浸在水中再切，或把洋葱冰冻后再切，就能避免眼睛不适。

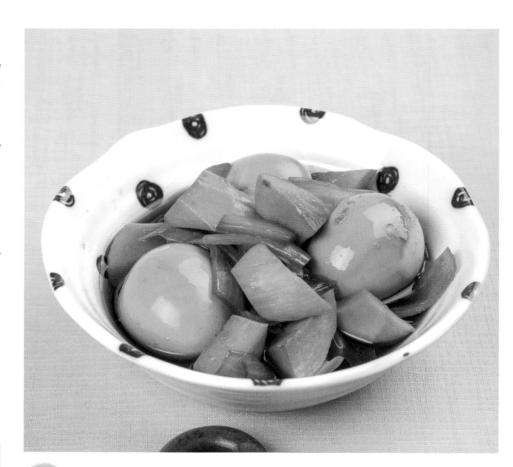

做法

1 水煮蛋去壳；洋葱洗净，去皮切块；杏鲍菇洗净切块。

2 摆内锅中依序放入洋葱、水煮蛋、杏鲍菇、生抽、米酒、白糖，再加入 200 毫升的水。

3 将内锅放到电饭锅中，外锅倒入 1 杯水，按下开关，蒸至开关跳起，再焖 10 分钟即完成。

适合：怀孕中期的妈妈

三杯杏鲍菇

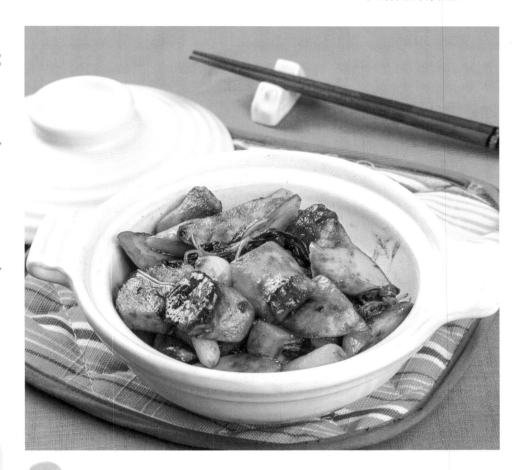

原材料

杏鲍菇 370 克
九层塔 20 克
蒜头适量
姜片适量

调味料

芝麻油 1 大匙
生抽 1 大匙
白糖 1.5 大匙
米酒适量
白胡椒粉适量

小常识

姜具有发汗解表、温中止呕、温肺止咳、解毒功效，对外感风寒、胃寒呕吐、风寒咳嗽、腹痛腹泻有食疗作用，还可以有效缓解孕吐，预防感冒。

做法

1 杏鲍菇洗净切滚刀块；蒜头洗净去皮；九层塔洗净沥干，备用。
2 热一锅油，放入杏鲍菇炸去多余水份，捞起沥油备用。
3 砂锅中下芝麻油、少许油，以小火加热，放入蒜头、姜片爆香，待姜片煸干后，加入生抽、胡椒粉、白糖、杏鲍菇，转大火搅拌均匀，加入九层塔，盖上锅盖，焖 30 秒后，从锅缘下米酒即可。

适合：怀孕中期的妈妈

炒土豆丝

原材料 · · · · · · · · · · · · · · · · · · ·

土豆 1 颗
洋葱 1/4 颗
红甜椒 1/4 颗
白芝麻 1 小匙

调味料 · · · · · · · · · · · · · · · · · · ·

盐少许
白胡椒粉少许

小常识

甜椒是属于可以生吃的蔬菜，如果蒸煮过久反而会使甜椒流失其营养成分，因此在料理甜椒时，一定要最后下锅，而且不可以烹调太久。

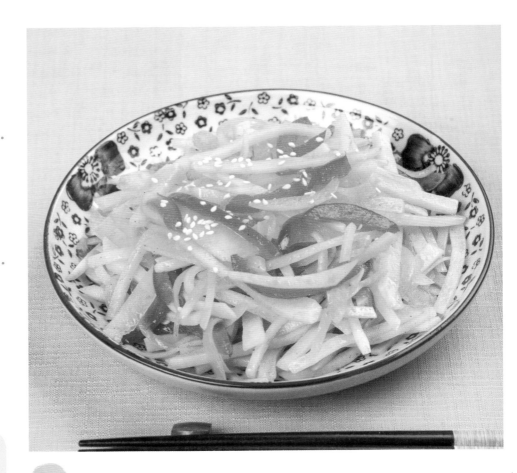

做法

1 洋葱洗净，去皮切丝；红甜椒洗净，切丝备用；土豆洗净，去皮切丝，再用水冲洗 3 ~ 5 次，去除表面的淀粉。

2 锅中倒入适量油，烧热后，放入土豆丝炒至呈半透明状，再放入洋葱丝、盐、胡椒粉拌炒均匀，待洋葱炒软后，再放入甜椒炒 2 分钟，起锅前撒上白芝麻即完成。

适合：怀孕中期的妈妈
金沙笈白

原材料

笈白 5 根
咸蛋黄 1 颗
咸蛋白 1 适量
葱花适量

调味料

蒜末 1 大匙

小常识

咸蛋所含的盐分很高，在烹调的时候要注意使用的分量不可太多，并特别注意不要再添加其他的调味料，以免摄取过多的盐分，不利于健康。

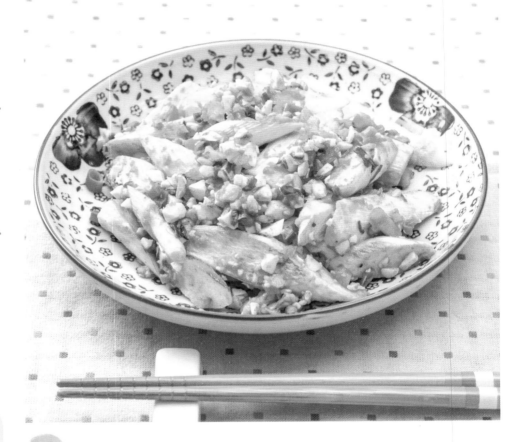

做法

1 笈白洗净，切滚刀块；咸蛋黄切碎，蛋白也切碎备用。

2 热油锅，放入笈白，转中火炒至表面微微焦黄后，盛起备用。

3 原锅中再下少许油，待油热后，爆香蒜末和咸蛋黄，炒至咸蛋黄起泡后，倒入笈白拌炒，等蛋黄均匀沾裹在笈白上后，再加入葱花、咸蛋白，稍微拌炒后即可盛盘。

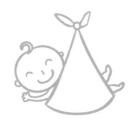

怀孕晚期饮食须知

怀孕晚期营养的贮存对孕妇来说显得尤为重要。健康、均衡的饮食，是胎儿健康出生的必要前提。那么，怀孕晚期饮食应注意什么呢？

摄取脂肪类食物须注意

进入怀孕晚期后，孕妇不宜多吃动物性脂肪。即使进食肉食，也要多吃瘦肉少吃肥肉。肥肉为高能量和高脂肪的食物，孕妇摄取过量易引起肥胖。怀孕后，孕妇由于活动量减少，如果摄取过量热能，很容易造成体重在短时间内突然增加太多，还很容易引起妊娠毒血症。建议将每周增加的体重控制在350克左右，以不超过500克为宜。

孕妇不可暴饮暴食

孕期要加强营养，并不是说吃得愈多愈好。过量进食反而会导致孕妇体重大增，营养过剩，结果对孕妇和胎儿都没有好处。因为吃得过量会使孕妇体内脂肪蓄积过量，导致组织弹性减弱，分娩时易造成难产或大出血，并且过于肥胖的孕妇有发生妊娠高血压症候群、妊娠合并糖尿病等疾病的可能。

吃得过量也会使胎儿深受其害。一是胎儿体重愈重，难产率愈高。二是容易出现巨大胎儿，分娩时使产程延长，易影响胎儿心跳而发生窒息。胎儿出生后，由于胎儿期脂肪细胞的大量增加，易引起终生肥胖。三是胎儿死亡率高。因此，孕妇要均衡安排饮食，每餐最好只吃七、八分饱，并可由三餐改为五餐，实行少量多餐的进食方式。

怀孕晚期宜多吃鱼

鱼体内含有丰富的Omega3脂肪酸，这是一种对胎儿脑部发育非常有利的成分，如果孕妇可以在孕后期多食用鱼类，尤其是深海鱼类，就可以增加Omega3脂肪酸的摄取，促进胎儿脑部的发育，使生出来的宝宝更加聪明健康。不过孕妈咪在选购鱼的时候，一定要注意新鲜度，并遵守不食用隔餐鱼料理的原则，以免因不新鲜的鱼造成肠胃不适。

怀孕晚期不必大量进补

为了孕妇的健康，亲友们总是不忘提醒孕妇多进补。不过，孕妇补得过度会造成营养过量，同时因活动较少，反而会使分娩不易。

到了怀孕晚期，由于胎儿的压迫等负担，孕妇往往出现高血压、水肿症状，此时如进食大补之品，结果不仅对胎儿和孕妇无益，反而会加重孕妇呕吐、水肿、高血压等现象，也可促使其产生阴道出血、流产、死产或宝宝窘迫等现象。

孕期大量进补，还容易导致孕妇过度肥胖和巨大儿发生，对母子双方健康都不利。如前所述，孕妇在怀孕期的体重以增加12千克为正常，不要超过15千克，否则体重超标极易引起妊娠期糖尿病。所以说，女性孕期加强营养是必要，但营养应适当，并非多多益善。

临产时，应吃高能量且易消化的食物

临产相当于一次重体力劳动，产妇必须有足够的能量供给，才能有良好的子宫收缩力，子宫颈口全开才有体力把孩子生出。不充分进食、饮水，会造成脱水，引起全身循环血容量不足，当然供给胎盘的血量也会减少，引起胎儿在子宫内缺氧。

因此临产时，产妇应进食高能量易消化的食物，如牛奶、牛肉及自己喜欢的饭菜。如果实在因宫缩太剧烈，很不舒服而不能进食时，也可透过输入葡萄糖、维生素来补充能量。初产妇从有规律性宫缩开始到宫口开全，大约需要12小时。如果您是初产妇，无高危妊娠因素，准备自然分娩，可准备易消化吸收、少渣、可口的食物，如面汤、排骨汤、牛奶、酸奶、苏打饼干等，让产妇吃饱又吃好，为分娩准备足够的能量。否则吃不好、睡不好，紧张焦虑，容易导致疲劳，将可能引起宫缩乏力、难产、产后出血等危险情况。

孕妇宜食用有机农产品

如果经济条件允许并且买得到，应该多购买有机农产品给孕妇吃。这是因为现代的农产品大多在种植的过程中会使用化学肥料、杀虫剂，这样的产品大多含化学污染的残留物，对孕妇和宝宝有一定影响。而有机农产品则多不用这些农药和化学肥料，产品更卫生、安全且往往更具有丰富的食物纤维和营养素，也比传统种植的农产品更安全。此外，在购买猪肉、鸡肉等肉类时，也最好能挑选有机饲养的家畜、家禽，这样的产品一般不含有激素和抗生素等化学物质，也很少携带如沙门氏菌这样的细菌，可以让孕妇吃得更放心。

怀孕晚期忌吃的食物

1.人参

女性怀孕后，体内会发生许多变化。在怀孕后期，胃肠功能减弱，孕妇喜静厌动，加上膨大的子宫压迫，会出现便秘、胃胀气等。而且怀孕后，孕妇处于阴血偏虚，阳气相对偏盛的阳有余而阴不足，气有余而血不足状态。人参是大补元气的药材，且有"抗凝"作用，怀孕晚期摄取过量，会引起内分泌功能失调，引发高血压和出血症状。

2.鹿茸

鹿茸能振奋和提高人体功能，但对于阴气不足，气有余而血不足的孕妇而言却是禁忌。孕妇食用后会使全身的血流量明显增加，心脏负担加重，子宫颈、阴道壁和输卵管等部位的血管也处于扩张、充血状态。加上孕妇内分泌功能旺盛，分泌的醛固醇增加，容易导致钠堆积而产生水肿、高血压等病症。此外，孕妇由于胃酸分泌量减少，胃肠道功能减弱，易出现食欲不振、胃部胀气、便秘等现象。

3.碳酸饮料

碳酸饮料中含有磷酸盐，进入肠道后能与食物中的铁发生化学反应，形成难以被人体吸收的物质，所以大量饮用碳酸饮料会降低血液中的含铁量。正常情况下，食物中的铁本来就很难被胃肠道吸收，怀孕期间，孕妇本身和胎儿对铁的需要量比任何时候都多，如果孕妇过量饮用碳酸饮料，势必导致缺铁，影响孕妇健康及胎儿发育。充气性碳酸饮料中含有大量的钠，若孕妇饮用这类饮料，会加重水肿。

适合：怀孕后期的妈妈

山药牛肉饭

原材料 ·

大米 1 杯
牛肉片 100 克
山药 50 克
甜豆 20 克
姜丝少许

调味料 ·

米酒适量
生抽适量
盐少许

小常识

　　山药具有健脾补肺、益胃补肾、固肾益精、聪耳明目、助五脏、强筋骨、长志安神、延年益寿功效，孕妇食用可以有效缓解便秘，巩固肠胃功能。

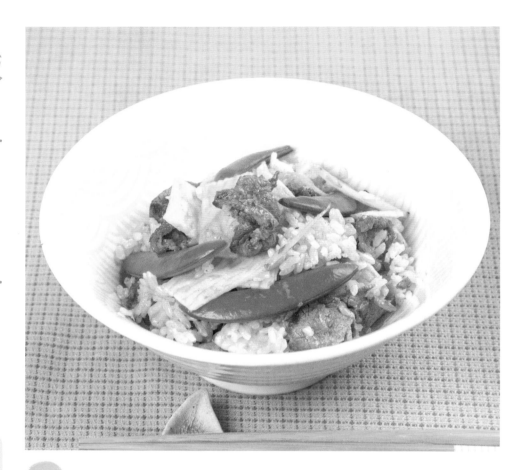

做法

1 大米洗净，沥干备用；牛肉片洗净，加入米酒、生抽腌渍入味；山药洗净去皮，切成薄片；甜豆洗净，撕去粗丝，切小段备用。

2 内锅中依序放入大米、山药、盐和适量的水。

3 将内锅放进电饭锅中，外锅加 1 杯水，按下开关，蒸至开关跳起后，放入甜豆、牛肉片，外锅续加半杯水，蒸至开关跳起即可。

适合：怀孕后期的妈妈

糙米排骨粥

原材料 · · · · · · · · · · · · · · · · ·

糙米 0.5 杯
大米 0.5 杯
排骨 100 克
胡萝卜 1/3 根
卷心菜叶 2 片

调味料 · · · · · · · · · · · · · · · · ·

米酒 1 小匙
盐少许

小常识

要选根粗大、心细小、
质地脆嫩、外形完整的胡
萝卜。另外，表面光泽、
感觉沉重的胡萝卜为佳。
保存时可将胡萝卜用报纸
包好，再放入冰箱冷藏。

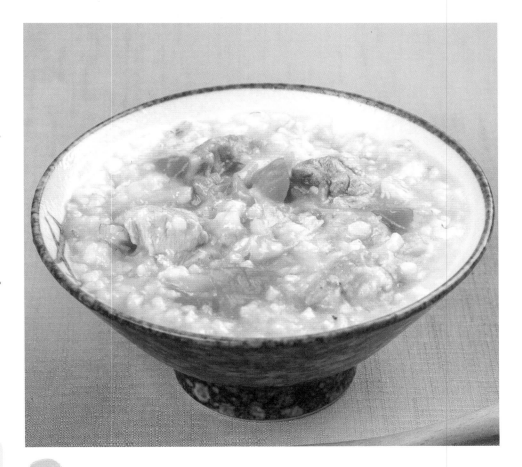

做法

1 糙米、大米洗净；排骨洗净；胡萝卜洗净，去皮切块；卷心菜洗净，
切小片备用；烧一锅开水，加少许盐，放入排骨汆烫去血水，捞起
冲洗干净，备用。

2 电饭锅内锅中依序放入所有材料、调味料和适量的水，外锅加 2
杯水，按下开关，蒸至开关跳起后，再焖 10 分钟即完成。

适合：**怀孕后期的妈妈**

黑木耳露

原材料

黑木耳 150 克
红枣 10 颗
龙眼干 2 小匙
枸杞 2 小匙
老姜 3 片

调味料

黑糖 90 克

小常识

黑木耳还可防止血液凝固，有助于减少动脉硬化，预防脑溢血、心肌梗死等致命性疾病发生，非常适宜孕妇食用，可以补血补气。

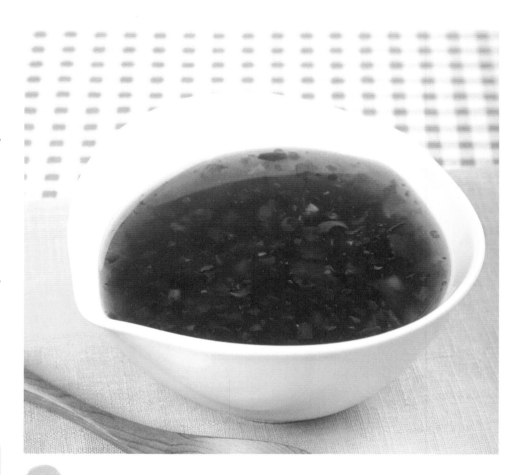

做法

1 黑木耳洗净，切块；红枣洗净去籽，沥干备用；枸杞洗净，沥干备用。

2 内锅中依序放入黑木耳、红枣、龙眼干、枸杞、姜片和 1800 毫升的水，外锅加 2 杯水，按下开关，蒸至开关跳起，加黑糖调味，放凉后，倒入调理机中搅打均匀即完成。

适合：怀孕后期的妈妈

牛肉萝卜汤

原材料 · · · · · · · · · · · · · · · ·

牛肉 100 克
白萝卜 100 克
蒜末适量
葱段适量

调味料 · · · · · · · · · · · · · · · ·

米酒适量
淀粉适量
生抽适量
盐适量

小常识

牛肉有补中益气、滋养脾胃、强健筋骨、化痰熄风、止渴止涎、缓解腰膝酸软等功效。多吃牛肉，对肌肉生长有好处，为孕妇调养身体的佳品。

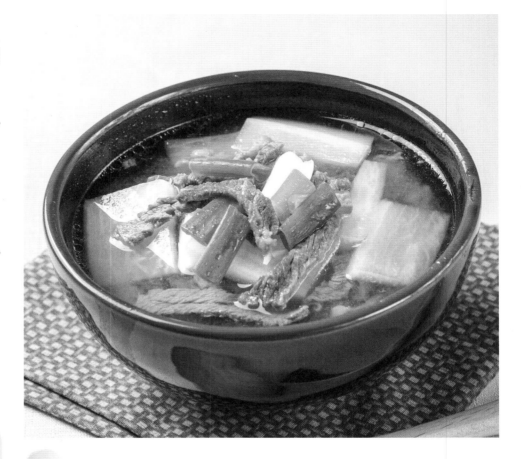

做法

1 白萝卜洗净，去皮切薄片；牛肉洗净，切丝。
2 牛肉丝加生抽、米酒与蒜末搅拌均匀，再放入淀粉拌匀，腌渍入味。
3 锅中放入适量的水加热，再放入白萝卜，煮滚后，再熬煮至萝卜变软，接着放入牛肉丝，煮熟后加盐调味，最后放入葱段即可。

适合：怀孕**后期**的妈妈

猪肉炖豇豆

原材料 · · · · · · · · · · · · · · · · · ·

梅花猪肉 200 克
豇豆 120 克
胡萝卜 100 克
姜片适量
蒜末适量

调味料 · · · · · · · · · · · · · · · · · ·

米酒适量
生抽适量
糖适量

小常识

豇豆中含有较多易于消化吸收的优质蛋白质，对增强身体免疫力有益。豇豆中还含有大量的维生素 C，有促进抗体合成，提高人体抗病毒作用。

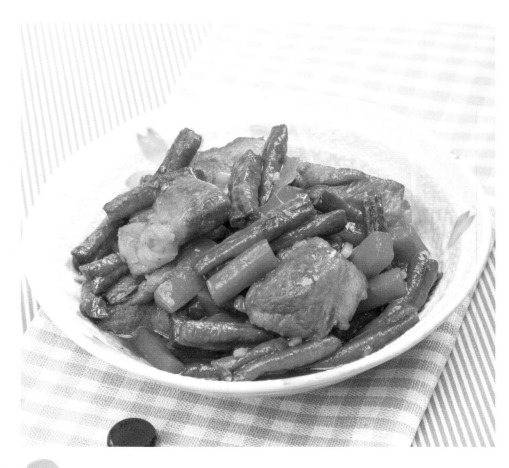

做法

1 豇豆洗净，切段；胡萝卜洗净，去皮，切长条状；梅花猪肉切块。

2 热油锅，将猪肉煎至两面焦黄后，加入姜片、蒜末爆香，再加入胡萝卜、豇豆翻炒均匀，放米酒、糖、生抽调味，待酱汁煮滚，加水淹过一半的食材并搅拌均匀，等再次煮开后盖上锅盖，转小火焖煮 15 分钟至材料熟透、收汁即可。

适合：怀孕后期**的妈妈**

猪肉芦笋卷

原材料

猪五花肉片 270 克
芦笋 20 根
面粉适量

调味料

黑胡椒粉适量
盐少许

小常识

芦笋含蛋白质、碳水化合物、多种维生素和微量元素，能补充叶酸。而芦笋中所含的硒，可降低孕妇血压、消除水肿，非常适合在孕期食用。

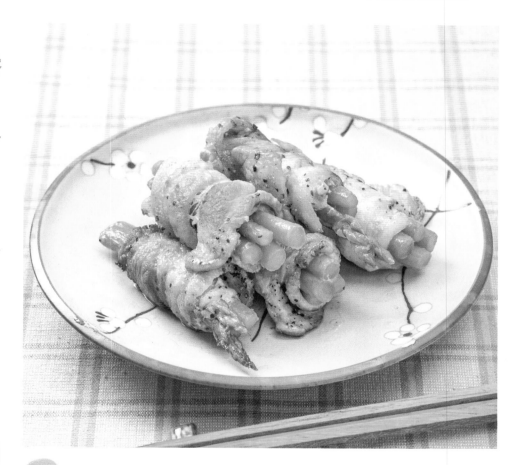

做法

1 芦笋洗净，切小段，放入开水中烫 3 ～ 5 分钟后，捞起放入冷水中，备用。将五花肉片对半切并铺平，撒上少许盐、黑胡椒粉，接着用五花肉片将芦笋卷起来，再以牙签固定。

2 取一小盘，放入适量面粉，将猪肉芦笋卷表层均匀沾上面粉。

3 热油锅，将卷好的猪肉芦笋卷下锅煎熟即可。

适合：怀孕后期**的**妈妈

葱烧猪肝

原材料 · · · · · · · · · · · · · · · · · · ·

猪肝 300 克
葱 2 支
姜末 1 小匙
蒜末 1 小匙

调味料 · · · · · · · · · · · · · · · · · · ·

生抽 2 小匙　　白糖少许
乌醋 1 大匙　　盐少许
芝麻油 1 小匙

调味料 · · · · · · · · · · · · · · · · · · ·

葱段适量　　米酒 1 大匙
淀粉 1 小匙　　白糖 1/4 小匙
生抽 1 大匙

小常识

　　豇豆中含有较多易于消化吸收的优质蛋白质，对增强身体免疫力有益。豇豆中还含有大量的维生素 C，有促进抗体合成，提高人体抗病毒作用。

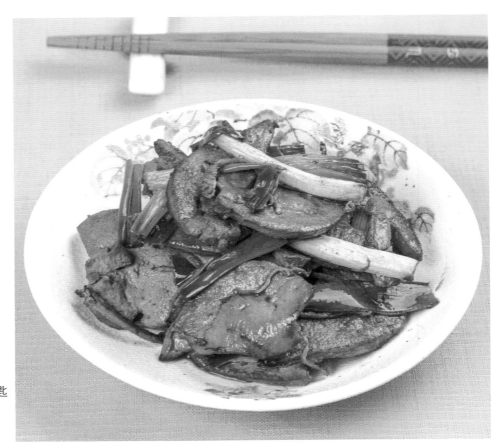

做法

1　猪肝洗净切片，加入调味料 B 腌约 15 分钟；葱洗净切段，葱白和葱绿分开，备用。

2　锅中倒入适量油，烧热后，放入姜末、蒜末爆香，再放入葱白炒香，接着放入猪肝、调味料 A 拌炒均匀，再放入葱绿快速拌炒即完成。

适合：怀孕后期的妈妈

西芹炒肉丝

原材料 ·····················

猪瘦肉 250 克
西芹 100 克
葱花适量
姜丝适量

调味料 ·····················

淀粉适量
米酒适量
生抽适量
糖适量
盐适量

小常识

西芹含有丰富的膳食纤维，能促进胃肠蠕动，预防便秘。芹菜中所含的芹菜碱和甘露醇等活性成分，有降低血糖作用，对妊娠高血压有食疗作用。

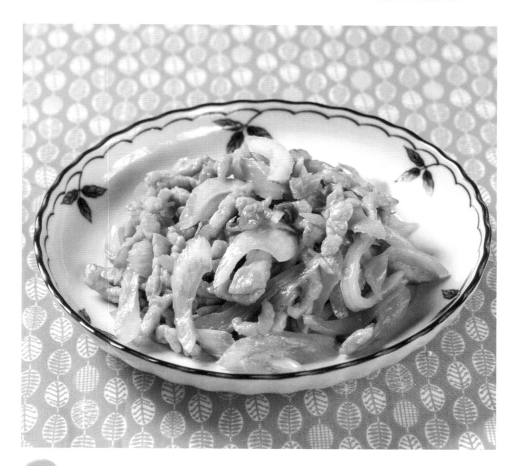

做法

1 西芹挑拣洗净，切斜刀；瘦猪肉洗净，切丝。

2 猪肉丝加入生抽、糖、淀粉拌匀，腌渍 10 分钟至入味。

3 热油锅，爆香姜丝，放入肉丝和西芹翻炒，用米酒呛锅，加生抽、糖、盐调味，加少许水小火煨煮，起锅前，加入葱花即可。

Part4
产后调养生活宜忌

　　产妇最明显的生理变化是生殖器官及乳房的变化；同时，产妇增加新的身份——妈妈，角色的转变引起产妇情感上的变化，容易产生精神上的忧郁。这些必须要产妇自我调理和家庭成员及时关心和支持，以及照顾者的亲切关怀和护理。照顾者要具有为产妇服务的技能、热心、爱心和耐心的态度，以避免产妇发生产后忧郁症。只要掌握产后调养的重点，注意产后生活中的宜忌，并细心护理产后所产生的伤口和不适症状，就能在坐月子期间开开心心地调养，还可以适时锻炼身体。

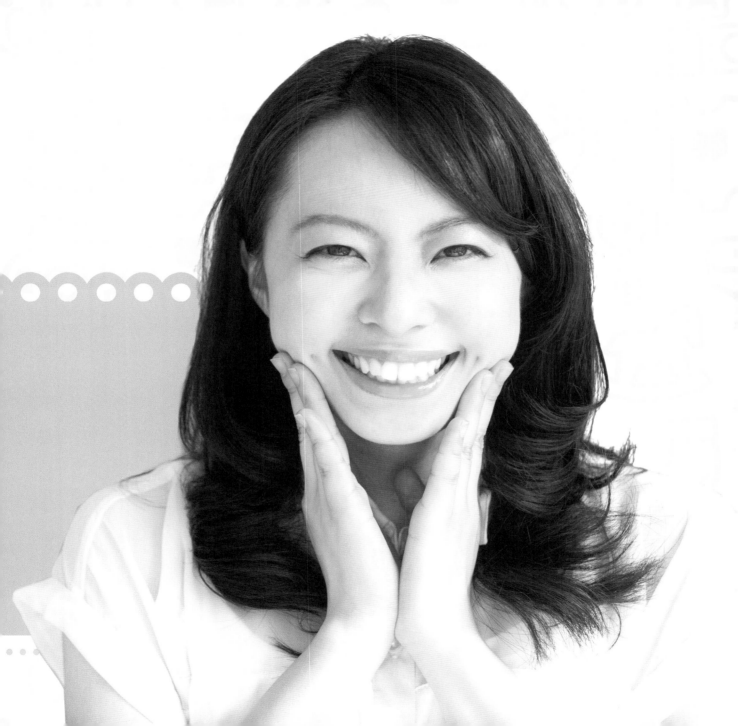

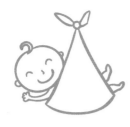

产后生活须知

妇女产后元气大伤，要好好休养，坐月子期间的生活有许多该注意的要点及禁忌，只要好好掌握坐月子期间的生活须知，就能轻松坐月子。

坐月子期间休养重点

产后休养内容很多，大致上包括以下方面：

1. 产妇要注意休息，以保养和恢复元气。
2. 因产后虚弱，必须注意饮食调理，恢复身体，促进发奶。要多吃营养的高蛋白食物，更需摄取新鲜蔬菜、水果；身体虚弱者，还要搭配一些药膳，并忌食过咸、过酸、生冷及辛辣刺激性食物。
3. 产后应保持精神愉快，避免各种不良的情绪刺激。
4. 要注意调节冷暖，随时预防寒、湿、热的侵袭。
5. 产后必须注意清洁卫生，勤换衣被。
6. 适当锻炼，有利于恢复身体。照顾者可帮助产妇做伸展操、按摩，进行运动健身。

产后会出现的正常现象

1.疲劳

由于分娩劳累，产妇消耗大量体力，在产后不久即睡眠，需要几天后才能消除疲劳。

2.体温略升

产后二十四小时内体温略升，但一般不超过38℃。

3.汗多

产后几天内，由于产妇皮肤代谢功能旺盛，排出大量汗液，尤其在夜间睡眠和刚睡醒时更明显，不属病态，于产后一周内会自行好转。照顾者要注意帮助产妇擦澡。

4.产后宫缩疼痛

产后三天内因子宫收缩而引起下腹部阵发性疼痛，于产后一至二天出现，持续二至三天后自然消失，多见于经产妇（已生过一胎以上）。

5.尿多、便秘

妊娠后其体内滞留的水分会经肾脏代谢。产后几天，特别是二十四小时内尿多。由于活动量少，进食少，肠胃蠕动慢，而且汗多、尿多，因此常便秘。照顾者要提醒产妇多喝水。

6.出现恶露

产后阴道有排出物，医学上称为恶露，一般在三周左右排干净。

产后要尽早下床活动

一个健康的产妇，在消除产时疲劳后，可于产后六至八小时坐起来，十二小时后自己走或由照顾者帮助走到厕所排便，次日便可在室内随意活动及行走。

剖腹产的产妇术后平卧八小时后，可以翻身、侧卧，术后二十四小时可以坐起，四十八小时后开始在床边活动，并开始哺乳。剖腹产术后早期的下床活动可以减少术后肠沾黏，但开始活动时每次时间不宜过长，活动量可逐步增加，以免疲劳。

产妇早期下床活动可以促进身心的恢复，有利于子宫的复原和恶露的排出，从而减少感染的机会，促使身体早日复原，减少产褥期各种疾病的发生，例如尽早下床活动可减少下肢静脉血栓形成的发生率，使膀胱和排尿功能迅速恢复，减少泌尿系统的感染；促进肠道蠕动，加强肠胃道的功能以增进食欲，减少便秘的情况；还可促进骨盆肌肉、阴道紧实恢复等。

产妇要及时排尿

在正常情况下，产后四至六小时就会自行排尿。有些产妇，尤其是初产产妇分娩后不能自解小便，这是由于产程较长，胎头挤压膀胱引起尿道充血、水肿，使尿道闭塞而引起的；还有的分娩时造成的会阴部伤口疼痛，使产妇不能及时把小便排出来，这会引起泌尿系统感染，影响子宫复原。

产妇一定要于产后二小时或四至六小时主动或在照顾者引导下排尿，无论有无尿意，都应主动排尿。也可以在短时间内多吃些汤汤水水的饮食，多喝黑糖水，使膀胱迅速充盈，强化尿意，促进排尿。

产妇要精神放松，选择自己习惯的排尿体位，或照顾者用热水清洗外阴部，或让产妇听流水声，诱发鼓励产妇排尿。照顾者可以在产妇脐下、耻骨上方放置热水袋，轻轻按摩膀胱部，以促进血流循环，消除膀胱壁和尿道水肿，鼓励产妇排尿。

产后七至十天宜喝黑糖水

产妇分娩后，通常要喝些黑糖水，这是必要的，有一定的补血作用。黑糖可促进造血。另外，黑糖含的钙比白糖多两倍，还含有胡萝卜素、烟酸及锰、锌等，这些营养素对母乳妈妈、新生儿是十分重要的营养成分。黑糖性温，有活血作用，对于产后血虚多瘀尤其适合，能促进瘀血排出及子宫复原。产妇分娩后，元气大损，体质虚弱，喝些黑糖有益血养血、健脾暖胃、驱散风寒、活血化瘀的功效。喝黑糖水的最宜时间通常控制在产后七至十天为宜。每天喝20克左右的黑糖即可。

照顾者要注意产妇喝的黑糖水要放入锅中煮开后饮用，不要用开水一冲即饮用。因为黑糖是粗加工品，加上在储存、运输过程中容易滋生细菌，很不卫生，直接饮用可能会引起疾病。

帮助产妇保护乳房

① 哺乳前轻柔地按摩乳房，有利于刺激奶阵。

② 擦洗乳头。照顾者要注意如因清洁需要，可用温水擦洗，不要用肥皂、酒精等擦洗，以免引起局部皮肤干燥、破皮等。

③ 喂奶姿势要正确，让婴儿含住乳头和大部分乳晕。照顾者可在开始喂奶时帮助产妇学会喂奶的正常姿势。

④ 产妇胀奶时，可用手轻揉乳房或用热毛巾热敷。

⑤ 新生儿每次吃完奶，乳房里仍有余乳，照顾者可帮助挤出，有利于发奶和防止奶胀。

⑥ 穿戴大小合适的哺乳内衣，以托起乳房，改善血液循环，可根据母乳妈妈乳房的变化到商店挑选适宜的哺乳内衣。

要避免长时间用眼

产妇在身体尚未康复时长时间看电视、上网、滑手机，容易产生双眼疲劳，视觉模糊。产后妇女身体虚弱，供血不足，很容易发生屈光不正等眼病。眼部肌肉如果长期处于紧张状态，调节过度就会出现头痛、胸闷、恶心、眼睛胀痛、畏光等眼疾。所以，产妇应减少看各式带蓝光屏幕的时间，每天最好不超过一个小时。另外，与电视机保持适当距离，不要太近，使眼睛得到充分休息。尤其是身体虚弱的产妇更要少看电视，以免引起不适，影响身体康复。

产后最初几天最好半坐起来，在很舒适的位置看书或读报，不要躺着或侧卧阅读，以免影响视力。阅读时间不应太长，以免造成眼睛疲劳。

光线不要太强，以免刺眼，也不应太暗，要亮度适中。产妇不要看惊险或带有刺激性的书籍，以免造成精神紧张。看书也不能看到很晚，以免影响睡眠，睡眠不足会使奶量减少，应加以注意。产妇做月子期间常以看电视、看书、看报纸、上网打发时间，照顾者要对产妇做这些休闲活动的时间加以控制。

使用电风扇、空调的要求

现在许多家庭都安装了空调或电风扇，在炎热的夏天让室内保持适中的温度，给人舒适的感觉。产妇的卧房也可使用空调、电风扇，室内温度应以26～28℃为宜，不要调得过低。产妇、新生儿要远离空调和电风扇。每当开一段时间空调和电风扇后，就应开窗通风，以保持室内空气新鲜。

产妇在分娩后汗腺分泌旺盛，应该避免风直吹到身上。特别是不要直接用电风扇帮产妇降温。但这并不是说产后一定不能使用电风扇。卧房中使用电风扇，可以让电风扇吹出的风面向墙壁或其他地方，利用空气对流为产妇降温。同时保持室内宽敞、整洁，打开门窗，降温防暑，可确保产妇和婴儿不会中暑，顺利度过炎热的夏天。

帮助产妇梳头、洗头

1.月子里产妇宜常梳头

因为产妇分娩后汗腺分泌旺盛，如果不梳头，时间久了蓬头垢面，臭气难闻，很不卫生。经常梳头既能保持头发清洁，又能加速血液循环，供应营养，达到防止掉发的目的。若头发过长，黏结难理，宜在照顾者帮助下缓慢梳理。产妇要经常用木梳梳头，也可用10根手指像梳子那样梳理头发，以改善头皮血液循环，增加毛囊的营养供给，防止掉发和促进新发生长。木梳梳头可避免发生静电刺激头皮。

2.月子里产妇要定期洗头

产妇新陈代谢旺盛，汗多，适时洗头对于促进头皮局部血液循环是非常重要的。产妇在照顾者帮助下，可每周洗头2～3次。洗头时，照顾者可用指腹帮助产妇按摩头皮。洗头后及时把头发擦干，再用干毛巾包一下，避免湿头发因水分挥发时带走大量的热量，使头皮血管受到刺激后骤然收缩，引起头痛。洗完头后，在头发未干时不要扎辫子，也不可马上睡觉，避免湿邪侵入体内，引起头痛和颈痛。

坐月子期间一定要洗澡

产妇在分娩时大量出汗，产后代谢旺盛，许多代谢的废物要排出体外。产妇出汗很多，还有恶露不断排出，再加上产后泌乳，乳房胀满还会滴乳汁，如果不及时清洗，会使汗液、乳渍及污垢在皮肤上堆积，容易出现皮疹。而且产妇分娩后体力消耗大，抵抗力降低，很容易引起皮肤感染。

产后产妇洗澡应特别注意寒温得当，严防风、寒、暑、热趁虚侵入，做到"冬防寒，夏防暑，春秋防风"。洗澡时室温以28～30℃左右为宜。洗澡时不宜大汗淋漓，汗出太多易伤阴耗力，容易导致头晕、晕闷、恶心欲吐等。夏天浴室里的空气要流通，水的温度最好与体温接近，约37℃，不可贪凉用冷水，图一时之欢而后患无穷。产后接触冷水，会导致未来月经不调、生理期疼痛等病。产妇洗澡前，照顾者调好室温和水温，洗澡时适当帮忙。洗澡必须淋浴，不宜坐浴（盆浴），避免阴道及生产伤口其创伤面感染。

夏天产后三天便可由照顾者帮助擦澡，冬天宜在一周后再擦洗。如果会阴部无伤口，产妇体力恢复，在产后一周即可淋浴。如果会阴切口大或裂伤严重，腹部有刀口，则须待伤口愈合约十天以后才能淋浴，在此期间可以在照顾者帮助下进行擦澡。洗浴时间不要过长，五至十分钟即可，浴后尽快擦干身体，穿好衣服。

泡脚及足疗按摩

产妇产后三至五天，应当每天晚上用热水泡脚十五至二十五分钟，这样可以活跃神经末梢，调节自主神经和内分泌功能，有利于血液循环，产生强身健体、加速身体复原的作用。

产妇的衣着注意事项

1.衣着应宽大舒适

有些产妇怕产后发胖，体型改变，便穿紧身衣服、牛仔裤来束胸、束腹。这样的穿著不利于血液循环，特别是乳房受压易患乳腺炎。正确的做法应该是衣着宽大，以活动自如为佳。腹部可适当使用松紧合适的束腹带，以防腰腹松弛下垂，也有利于子宫的复原。

2.衣着要做到厚薄适中

产后因抵抗力下降，衣着应根据季节变化注意增减。天热不一定要穿长袖衣、长裤和头包毛巾，不要怕暴露肢体。如觉肢体怕风，可穿长袖衣裤。夏季应注意防止热疹或中暑。即使在冬天，只要屋子不漏风，不需要包头和戴帽子。

3.穿戴合适胸罩

产妇在哺乳期应穿戴合适的棉质哺乳胸罩，以发挥支托乳房、方便哺乳的作用，否则会使双侧乳房下垂，胸部皮肤失去原有的弹性。这样不仅影响乳房的血液循环，影响乳汁的分泌，而且难以恢复乳房原来的型态，应选择柔软的棉质或真丝织品，且吸水性佳。

4.鞋子要软

月子里以选择柔软的布鞋为佳，不要穿硬底鞋，更不要穿高跟鞋，以防日后脚底、脚跟痛或下腹酸痛。此外，产后不要赤脚，要穿好袜子。

5.勤换、勤洗、勤晒衣服

衣服要勤换、勤洗、勤晒，特别是贴身内衣更应经常洗换，短裤、内衣在产后十天内最好日日替换，以保持卫生清洁，防止疾病。

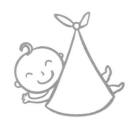

剖腹产术后须知

选择剖腹产的妈妈，术后的保养特别重要，尤其是伤口的照护一定要小心谨慎，以避免造成伤口的感染。

剖腹产伤口的护理

剖腹产的伤口较大，发生感染的机率也相对较高。另外，皮下脂肪越厚，伤口感染的机率越大，所以较胖的产妇更应注意产后伤口的护理。

❶ 剖腹产的产妇原则上不要淋浴，若伤口碰到水，要立刻用优碘消毒，同时盖上消毒纱布。清洁皮肤选择擦澡较安全，直到拆线后再淋浴。照顾者可帮助擦澡。

❷ 伤口结痂时，最好让其自然脱落，切勿用手去抓。因为过早地揭痂会把尚停留在修复阶段的表皮细胞带走，甚至撕脱真皮组织，影响伤口的愈合，易留下疤痕。如果伤口出现刺痒，可由照顾者帮助涂抹一些外用药，请医师开处方或者向合格药师购买止痒药膏止痒。

❸ 注意饮食保健。产妇应多吃水果，照顾者可做一些鸡蛋、瘦肉等富含维生素C、维生素E以及人体必需胺基酸的菜肴。这些食物能够促进血液循环，改善表皮代谢功能。

❹ 保持疤痕处的清洁卫生。当出现搔痒感时，不要用手搔抓。

❺ 当腹部伤口有红肿、灼热、剧痛、渗出分泌物等情形时，应入院就医。

❻ 避免拉扯伤口。剖腹产的产妇在月子里的运动方式和运动量可视情况而定。

剖腹产后要注意异常变化

剖腹产后可能出现某些异常现象，照顾者不可大意，应查其原因，进行处理，及时就诊、治疗，不可掉以轻心。

1.体温

剖腹产术后，产妇一般都有低热（38℃左右），这是由于手术损伤的刺激和术后身体对伤口处出血的吸收所致，均属于正常现象。每日1～3次为产妇测量体温，若术后出现持续高烧不退（38.5℃以上）则属异常，应立即找医生查明原因（多见于感染）并及时处理。

2.脉搏、血压

术后产妇的脉搏、血压均应较术前低。照顾者每天为产妇测量脉搏和血压，若出现脉搏加快而血压却明显偏低，应考虑是否还有源发或继发的出血存在，要立即检查和处理。

3.局部异常现象

局部异常现象可分为表面和深层两种情况。表面的异常现象主要是：切口感染、切口深层及浅层出血等；远期异常现象主要是：线头存留、疼痛，切口处腹壁薄弱形成切口疝，腹腔器官沾黏，子宫恢复不良等。

剖腹产术后禁忌

1.忌平卧

手术后麻醉逐渐消失，产妇伤口感到疼痛，而平卧位的方式将令子宫收缩痛觉最为敏感。因此，照顾者要帮助产妇采取侧卧位，身体与床成20～30度，并用被子或毛毯折迭放在背部，可减轻身体移动对伤口的震动和牵拉痛。

2.忌静卧

术后麻醉消失，知觉恢复，应该下床进行肢体活动，二十四小时后可以练习翻身、坐起或下床慢慢地移动。这样能够增强肠胃蠕动，及早排气，防止肠沾黏和血栓的形成。

3.忌过多进食

手术时肠管受到不同程度的刺激，正常功能被抵制，肠蠕动相对减慢，如进食过多，会使粪便增加，会造成便秘、腹压增高，不利于康复。所以，照顾者要注意术后六小时内产妇应禁食，六小时后也要少食。

4.忌多吃鱼

鱼所富含的二十二碳六烯酸具有抵制血小板凝聚的作用，不利于术后的止血及伤口的愈合。

5.忌吃辛辣食物

不要吃辣椒、葱、蒜等刺激性食物，以防疼痛加剧，照顾者要注意这一点。

6.忌吃易胀气的食物

如黄豆及豆制品、蔗糖等，这些食物易发酵，在肠道内产生大量的气体而致腹胀，影响复原情况。

7.忌服用过多镇痛药物

剖腹产术后麻醉药作用逐渐消失，一般在术后几小时伤口较疼痛，可请医生在手术当天使用镇痛药物，在此以后，最好不要再使用药物镇痛，以免影响肠蠕动功能的恢复。伤口的疼痛一般在三天后便会自然消失。

8.忌腹部手术伤口的清洗

在术后两周内，不要让手术伤口沾水，照顾者要注意，产妇全身的清洁宜采用擦浴。

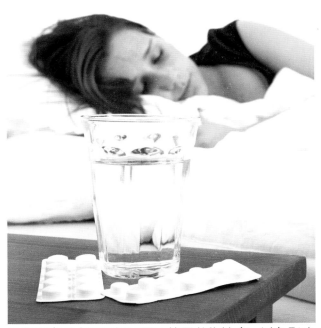

⬆剖腹产手术后最好不要再使用药物镇痛，以免影响肠蠕动功能的恢复。

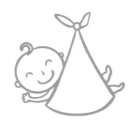

产后的检查

产后的检查可分为日常生活中的自行检视，以及回医院复诊两方面。如果产后自行检查有发现任何异状，一定要马上去医院做更进一步的检查。

产后一周时的检查

产妇在分娩后一周时要进行第1次检查，以利产褥期照顾者的护理。检查内容包括以下部分：

1.检查子宫收缩情况

产褥期第一天子宫底为齐平，以后每天下降一至两厘米，产后十至十四天降入骨盆，经腹部检查触不到子宫底，检查有无压痛。检查方法：照顾者用手触摸。

2.检查恶露颜色

恶恶露由血液、胎膜、胎盘组织及黏液组成。正常的恶露有些血腥味，但是不臭，一般情况下，恶露在产后三周左右就干净了。

❶ 红色恶露（血性恶露）：产后第一周，恶露的量较多，颜色鲜红，含有大量的血液、小血块和坏死的胎膜组织，称为红色恶露。红色恶露持续一至三天。

❷ 浆液恶露：一周至半个月内，色淡红，含少量血液，较多的是坏死的胎膜、宫颈黏液、阴道分泌物及细菌，使得恶露变为浅红色的浆液，此时的恶露称为浆液恶露。

❸ 白色恶露：半个月至三周以内，色较白，黏稠，含大量白血球、坏死胎膜，表皮细胞和细菌。白色恶露可持续两至三周。

3.注意恶露量

在产褥期，有的产妇恶露淋漓不尽，到"满月"时还有较多的血性分泌物，有臭味，产妇觉得下腹部痛，腰酸；产后六周检查时，子宫还没有恢复到正常大小，质地软，有压痛感等，都是子宫复原不全的表现。如果产后两周，恶露仍然为血性、量多、伴有恶臭味，有时排出烂肉样物，或者胎膜样物，子宫复原很差，这时应考虑子宫内可能残留有胎盘或胎膜，随时有可能出现大出血，应立即去医院就治。

4.检查是否感染

产后发生产褥感染时，会引起子宫内膜炎或子宫肌炎。这时，产妇有发热、下腹疼痛、恶露增加并有臭味等症状，而且恶露的颜色也不是正常的血性或浆液性，而呈浑浊、污秽的土褐色。

5.检查腹部、会阴伤口愈合情况

检查伤口有无渗血、血肿及感染情况，发现异常应让产妇到医院诊疗。

6.检查全身情况

了解一般情况，包括精神、睡眠、饮食及大小便等。以下检查有的要请医生进行，有的可在家中由照顾者进行检查，如有异常多检查几次。

❶ 测血压：发现产后血压升高，应叮嘱产妇的家属不要让其生气、激动，并按照医生的建议来照顾产妇。

❷ 测体温：产妇产后二十四小时内由于分娩疲劳、体温轻度升高，但一般不超过38℃。产后三至四天，因乳房肿胀，体温有时可达39℃，持续数小时，最多不超过十二小时，如产后体温持续升高，要查明原因并与产褥感染鉴别。

❸ 测脉搏：由于胎盘循环停止、循环血量变少，加上产褥期卧床休息，产妇脉搏较慢且不规律，一般每分钟60～70次。

❹ 测呼吸：因产后腹压减低、横膈膜下降、呼吸深且慢，为每分钟14～16次。当产妇体温升高，呼吸和脉搏均加快时，如有异常应及时就医做详细检查。

❺ 产后排尿功能的检查：剖腹产、难产的产妇要特别注意排尿功能是否通畅，预防尿道感染。

❻ 乳房的检查：检查乳头有无伤口，乳腺是否通畅，乳房有无红肿、硬结，乳汁的分泌量是否正常。

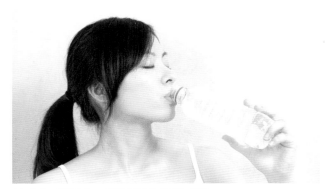

⬆ 产妇多喝水，可以预防尿道感染。

产后三十日检查的重要性

妇女于妊娠期间体内所发生的变化，在产后都要逐渐恢复到原来的状态。为了了解恢复的情况，当产褥期结束时，应替产妇进行1次全面的身体检查。发现问题可以实时进行卫生指导及处理，从而保障产妇的身体健康和劳动能力。这项检查通常安排在产后四至八周进行，以便了解产妇恢复情况，同时也是照顾者护理工作的总结。

医师透过询问，可以了解其产后生活、婴儿喂养等情况。检查的内容包括：测量血压、体重，检查子宫复原情况，腹部及会阴伤口愈合情况，乳房及泌乳量等。一年内未做过子宫颈抹片者，应进行此项检查。

对于有妊娠期并发症者，除上述一般检查外，医师还会根据各自的具体情况，进行必要的检查。如重度癫痫的患者，应酌情安排肝、肾功能检查；贫血者，要复查血红素浓度；有泌尿系统感染者，要做尿液常规检查，必要时做尿液培养；妊娠期糖尿病患者，则要复查尿糖及血糖，并安排做耐糖试验等。对合并糖尿病、甲状腺疾病及多囊性卵巢症等的产妇及其婴儿，会进行相关的监测与管理，并制定出长期的诊疗计划。

同时，医师还会给予生活、育儿指导及计划生育知识的宣传，推荐适当的避孕方法等，产妇有任何疑问也可以大方的询问医生，千万不要因为某些问题可能过于私密，而不敢提问，一般来说，只要是有关产后和育儿方面的问题，医生都能提供对产妇有帮助的建议或是指引方向，这对于妇女的自我保健很重要，有指导性的咨询作用。

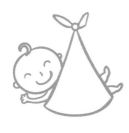

产后不适症状的护理和预防

生产完之后，产妇的身体会出现一些不适症状，这些症状大部分可以靠生活调理或食疗来改善，也有一些积极预防的措施和方法，但如果症状严重，还是要及时就医诊治。

产妇尿滞留可采取的方法

产妇于分娩后三至四小时应当排1次小便，大多数产妇都能顺利地排出尿来，但有些宫缩乏力、产程迟滞或助产分娩的产妇，往往发生排尿困难，此种情况照顾者要积极采取如下措施。

① 让产妇多喝水。

② 督促产妇起床排小便，可采取半蹲半立的姿势。

③ 照顾者用温水冲洗尿道周围，或让产妇听流水声，以诱导其排尿。

④ 照顾者在产妇下腹部放置热水袋，以刺激膀胱收缩。

⑤ 请中医针灸疗法也有一定效果，可采用关元、气海、三阴交等穴位，使针感向尿道处传导。

上述疗法均无效时，应请医生在严密消毒下导尿，并使用导尿管，开始持续开放，二十四小时后可每隔三至四小时照顾者帮助倒尿1次，二至三日后拔除导尿管，产妇多能自行排尿。

产后尿失禁的调理

产妇产后尿失禁的现象常会发生。其主要原因是在分娩过程中，胎头下降，对膀胱、尿道挤压产生位移，使支撑膀胱、子宫、直肠的骨盆肌肉萎缩、松弛、无力，除此之外由于胎头挤压膀胱，造成膀胱过度膨胀也会导致尿失禁的发生。

要避免产后尿失禁的发生，首先做好产前保健，在分娩过程中，与医务人员密切配合，不要在子宫颈尚未全开前过早用力，进入第二产程后，尽量排空膀胱，防止损伤膀胱。产褥期应好好地休息，加强营养摄取，尽早下床活动，适当体育锻炼，恢复骨盆肌肉和韧性以及尿道括约肌的收缩力。如果已发生尿失禁，应及时治疗，照顾者要协助做改善尿失禁的保健操。

1.骨盆底肌肉的锻炼操

① 仰卧在床上，双腿屈膝微开7～8厘米，收紧肛门、会阴及尿道五秒钟，然后放松，心里默数五下再重做。每次运动做10次左右。

初练者收紧二至三秒即可，逐渐增至五秒钟。

② 屈膝，脚踏在床上，有规律地抬高臀部离开床面，然后放下，每次运动做10次左右。

2.腹肌的锻炼操

① 仰卧屈膝，双手放在大腿上，深深吸一口气，呼出时收缩腹部肌肉，将头及肩提起，维持五秒钟后放松。

② 仰卧，双臂放在身体两侧，举起一腿与躯干垂直，然后慢慢放下，再举另一条腿做同样动作，再放下，如此轮流交换举腿5次。每天锻炼1～2次。

产后恶露不下的护理措施

胎儿娩出后，恶露停留于子宫内不能排出，或排出甚少，并兼有其他症状者，称为"恶露不下"。产后恶露当下不下，或下之甚少，而全身情况良好，无腰腹疼痛、发热等症状时，可不以病论。

现代医学认为，产后恶露不下主要是由生产后宫缩乏力所致。中医认为，恶露不下是由于气滞和血瘀导致气血运行不畅所致。气滞者，临床可见恶露不下，或下亦甚少，小腹胀甚而郁，胸胁胀满，舌质正常，苔薄白、脉弦，血瘀者可见恶露青紫，脉涩。若为气滞所致恶露不行或少行，滞宜调气活血，以香附、焦艾、延胡索、当归、川芎煮成方香艾芎归饮。若为寒凝血瘀所致恶露不下或下少，治宜温经散寒逐瘀，方用当归、川芎、赤药、蒲黄、五灵脂、延胡索、没药、小茴香、干姜、肉桂煮成小腹逐瘀汤饮用。

另外，若分娩后产妇情绪不好，或因操劳过度，或因忧思悲伤过度而致恶露不下，照顾者可采用热敷。选用陈皮、生姜、花椒、乳香、小茴香等，炒热包敷下腹；也可用薄荷6克，生姜2片泡开水当茶饮。

预防和护理产后外阴部发炎

外阴部常因局部皮肤损伤和产后调养不当引起细菌感染而发炎。急性外阴部发炎时，临床可表现为发烧、腹股沟淋巴结肿大、压痛等。如果急性期发作较轻，未能引起重视，可能发展为慢性，造成局部皮肤粗糙、外阴部搔痒等。

预防产后外阴部感染发炎主要有以下几个方面：

❶ 保持外阴部皮肤清洁。每次大小便后用卫生纸擦拭干净。擦的时候一定要注意由前往后擦，最后擦肛门处。每次大便后用温开水冲洗外阴部，照顾者每天可用优碘稀释冲洗产妇阴部1次。

❷ 月子里要勤换内裤，分娩后的前几天只要沾上恶露，即可更换。内裤要穿舒服透气的棉织品。

❸ 产妇在月子里一定要尽早下床活动，这样不但可以增强子宫收缩，帮助恶露排出，还可以预防和减少产后感染发炎，使产妇早日康复。

❹ 如果发现外阴部有红色小点凸起，照顾者可在局部涂优碘药膏。注意只能涂在凸起的部位，不要涂在旁边的皮肤上。少数人对优碘过敏，不能涂擦。假如有脓包，照顾者可用消毒针头挑破，用消毒棉擦去脓液，再涂上抗生素药膏。

❺ 如果外阴部出现红、肿、痛、热的症状，局部可热敷。照顾者用蒲公英50克，野菊花50克，黄柏30克，大黄10克，煎水，冲洗外阴部。

❻ 如果局部化脓，除上述处理外，可用蒲公英30克，大黄15克，煮水，坐浴。

❼ 如果患慢性外阴部炎，局部搔痒时，可用优碘稀释坐浴。最好不用热水烫洗，因反复烫洗会使局部皮肤受到损伤，导致越来越痒。

❽ 患外阴部炎后应忌食辛辣等重口味的刺激性食物，宜吃清淡食物，照顾者要注意饮食护理。

❾ 如果外阴部的感染严重，可能会引发其他的感染症状，此时一定要马上就医，不可拖延，并听从医生的建议用药治疗。

伤口感染的护理

产后妇女的阴道伤口感染称为产褥感染，感染时常伴有高烧，故又称之为产褥热。多在产后十日之内发病。产褥感染是产妇死亡的重要成因之一。

产褥感染多由细菌引起。临产前，许多妇女的阴道内就存在细菌，还有生产时从外界带入产道的细菌。细菌侵入伤口后，依其毒力的强弱和每个人身体抵抗力的不同，病情的轻重和发展亦各有不同。轻者，只是会阴部伤口的局部感染；若细菌进入子宫腔，则可引起子宫内膜炎和子宫肌炎；感染继续扩散，可引起盆腔结缔组织炎、急性输卵管炎、腹膜炎、血栓性静脉炎，甚至发生败血症及感染性休克等，重者可以致命。

自然分娩、剖腹产都会有伤口，要注意保护好伤口，保持伤口和会阴的干爽清洁。无论是会阴剪开的伤口，还是剖腹产的腹部切口，术后局部发生轻度的肿胀与疼痛，都是组织受到创伤的生理性反应，属于正常现象，多数在数日后便可以消退。表皮用丝线缝合者，拆线前针眼处发红为缝线反应，拆线后可逐渐消退。

照顾者应督促产妇及时更换内裤和帮助淋浴或擦澡，特别是患者若感觉伤口疼痛难忍，逐日加重或感到伤口内跳痛，无论是否有发烧，都需要及时就医。

① 照顾者可以协助产妇用优碘稀释液冲洗会阴，擦拭时应由内向外，由上至下，每天两次，直至缝线拆掉。

② 照顾者应每日检查产妇会阴部伤口是否有红肿或分泌物等感染现象。如果伤口有红肿、裂开、流血水、流脓，或产妇有发烧现象，最好尽快就医。

③ 要求产妇勤换内裤，洗浴时采用淋浴方式，不可盆浴，以免感染。

感冒的预防与护理

产妇分娩后十天内，一般出汗较多，因为透过排汗可以排出体内积蓄的废物，这是正常的生理现象，但因出汗过多，毛孔张开，易受风寒而引起感冒及咳嗽，这对产后恢复健康是不利的，还会致病，留下病根。因此要注意以下几个方面：

① 起居室要通风，但要避免直接吹风，无论冬夏都要适当开窗，通风换气，保持室内空气新鲜。

② 冬天将室温控制在22～26℃，夏季高温时，为避免中暑，室内开空调的温度应控制在28℃左右，最好保持恒温，切忌忽冷忽热。

③ 产妇出汗后要用毛巾擦汗，不要冷敷。

④ 在坐月子期间，产妇穿衣要适当，过多或过少都不宜。被子也要盖得适当，一会儿盖、一会儿不盖，容易受寒。

⑤ 如果家中有人患了感冒，应立即采取隔离措施，房间里还应及早用75%的消毒酒精擦拭。

感冒不发高烧的护理，可让产妇多喝水，吃清淡易消化的食物，服用不影响哺乳的感冒药；尽可能地让产妇多睡眠、多休息；为产妇配备口罩，要求其戴医疗用口罩替新生儿喂奶。

如果产妇感冒后伴有高烧，不能很好进食，身体十分不适，则要送其到医院治疗。高烧期间可暂停母乳喂养一至二日，停止喂养期间，照顾者要协助产妇把乳汁排出，以保持康复后能继续喂养母乳。产妇要多喝水和新鲜果汁，吃清淡易消化的食物，多喝水，休息足，这样病情常常能更快地好转，轻病不用药也可痊愈。

中暑的预防与护理

要预防产妇中暑，方法如下：

❶ 照顾者要注意起居室保持清洁，时常打开门窗，让空气流通，可在床上铺凉席，用扇子，千万不要用电风扇直吹。

❷ 衣着应凉爽宽大。产妇最好选择真丝或棉织的衣料做贴身的衣裤，衣着宜宽松，内衣和内裤不宜束缚过紧。如果是夏天分娩的产妇，切忌用布包头，也不要穿厚重的长衣、长裤和袜子，注意凉爽。

❸ 注意个人卫生。分娩一周后，应每天都用温开水擦洗身体，健康状况较佳时，可采用淋浴。

❹ 照顾者合理调配饮食。为了确保母体和胎儿的营养，产妇在夏天要保持良好食欲，多吃新鲜蔬菜，如黄瓜、番茄、扁豆、冬瓜等；多吃新鲜豆制品；常吃用鸡肉丝、鸡蛋、紫菜、香菇做的汤，经常变换菜肴样式。另外，要注意少吃油腻的食物。妊娠期下肢若无明显水肿，可喝一些含盐的汤品，以补充出汗流失的盐分。

当产妇发生产褥中暑时，照顾者应迅速采取降温措施，防止休克。方法如下：

❶ 开窗通风，降低周围环境温度，到通风较好的凉爽处休息。

❷ 照顾者及时给产妇解开衣物，提供室温开水，短时间内即可好转。

❸ 如果体温超过40℃，谵妄、昏迷、呕吐、血压下降，照顾者应扶其侧卧，头向后仰，保持呼吸道顺畅。照顾者可用湿毛巾或使用37℃的温开水擦浴前胸、后背。同时立即到急诊室就诊。

产妇便秘的调理

由于妊娠后期子宫长大，压迫到直肠、背肌及腹肌。生产过程中骨盆底的肌肉受到伤害，收缩无力，腹压减弱，加之产妇体质虚弱，不能依靠腹压来协助排便，解便自然变得困难，出现便秘，照顾者可这样帮助调理。

产妇在产后几天内的饮食单调，往往缺乏纤维素食物，尤其缺少粗纤维的摄取，这就减少了对消化道的刺激作用，也使肠蠕动减弱，影响排便。

产妇在分娩后，应适当地活动，不能长时间卧床。产后前两天应勤翻身，吃饭时应坐起来。照顾者应适当帮助其下床活动。

照顾者帮助加强饮食调理。在饮食上，要多喝汤、多喝水。多吃纤维多的食品，如山芋、粗粮、芹菜等。多吃水分多的食品，如水梨等富含水分的水果。多吃能够促进肠蠕动的食品，如蜂蜜、香蕉、芋头、苹果等。多吃富含脂肪的食品，如花生、松子、黑芝麻、瓜子等。

产妇平时应保持精神愉快，心情舒畅，避免不良的精神刺激，因为不良情绪会使胃酸分泌量下降，肠胃蠕动减慢。

如果便秘严重，千万不要自行服用泻药帮助排便，尤其是有在哺乳的妈妈，如果服用泻药，药性很可能透过乳汁被宝宝喝下，进而造成宝宝腹泻，十分危险。便秘严重的妈妈可以寻求医生的帮助，在医生的指示下服用不会影响宝宝的药物，并听从医生建议改善生活与饮食，让产后妈妈不再因为便秘而困扰。

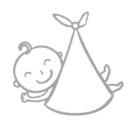

乳房的护理与保养

产后妈妈的乳房变化很大，不管有没有哺喂母乳，都应该好好注重乳房的护理与保养，避免急性乳腺炎的发生。

乳头破皮的护理

发生"乳头破皮"是由于乳头破损，每次哺乳后产妇都会感到乳头疼痛，不敢哺乳而引起乳汁淤积，细菌由伤口进入乳房又易导致乳腺炎。乳头破皮的护理方法如下：

❶ 开始哺乳时应注意乳头的清洁卫生。哺乳前，用温开水擦拭乳房，每次哺乳时间不要太长，每次十五至二十分钟。要用正确的哺乳姿势，婴儿应将大部分乳晕含入口中，每次喂完奶后，将乳汁涂于乳头上，湿润乳头。

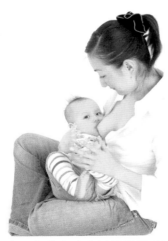

⬆ 宝宝的用力吸吮，常常会造成妈妈的乳头破皮。

❷ 如乳头轻微破皮，仍可哺乳，但每次哺乳后应在局部涂上羊脂膏，下次哺乳前洗净。破皮严重者应暂停乳头破裂侧乳房的喂奶，照顾者用吸乳器吸出乳汁来喂婴儿。如有红肿、发烧等继发感染，应及时诊治。

❸ 预防破皮最好的方法，是用正确的喂养姿势喂奶。照顾者对新手妈妈要进行哺乳指导。

减轻乳房胀痛的措施

产妇感到乳房胀痛明显，体温会轻度升高，如果不及时采取措施，容易引发细菌感染而引起急性乳腺炎。减轻乳房胀痛措施有以下几点：

用合适的胸罩将乳房向上托起，可减轻乳房胀痛。

❶ 尽量亲喂母乳，透过婴儿的吸吮使乳腺管疏通，利于乳汁的排出。

❷ 积极排空乳房。透过勤喂婴儿，把乳房内的乳汁吸干净。如果婴儿吃得太少，照顾者可用吸乳器吸尽，使乳房变软，同时暂时减少食用营养汤等。

❸ 哺乳前热敷乳房。用湿热毛巾热敷周围。照顾者或产妇自己轻轻从四周向乳头方向按摩，挤捏，使乳汁排出。

❹ 两次哺乳间可用卷心菜叶冷敷乳房，减轻充血。

急性乳腺炎的预防与护理

急性乳腺炎是指乳腺组织的急性化脓性感染，多发生于初产妇，由于乳腺受伤，乳腺导管开口阻塞，引起乳汁淤积所致。产后六周内发病为多见。本病初期乳房肿胀、疼痛，皮肤不红或微红，继之局部硬块逐渐增大，疼痛加剧，伴发烧，如不及时治疗，常转为化脓红肿，病后可能影响乳腺分泌而造成停乳。预防乳腺炎应注意以下几点：

❶ 产妇要定时哺乳、婴儿不含乳头睡觉（奶睡）等良好的哺乳习惯。

❷ 每次哺乳时尽量让婴儿吸净，防止乳汁瘀积于乳房内。

❸ 如有瘀积，照顾者要及时用吸乳器吸出乳汁，或用手指顺乳头方向轻轻按摩，加压揉推，使乳汁流向开口，并用吸乳器吸乳，以吸通阻塞的乳腺管口，吸通后应尽量排空乳汁。

❹ 保持乳头清洁，哺乳前后应清洗乳头，防止细菌入侵。

❺ 照顾者帮助定期排空乳汁，搭配医生开立的口服抗生素待伤口愈合后再哺乳。

乳房保养措施

产妇哺乳婴儿时，只要保养得法，乳房可以耸立挺拔，而且还会更加丰满健美。使乳房健美主要是积极健身，透过乳部锻炼使乳房的肌肉紧实，韧带拉力增强，减轻乳腺腺体萎缩造成的下垂，哺乳期做到以下几点，就能保持乳房不下垂。

❶ 哺乳时避免让宝宝过度牵扯乳头，每次哺乳后还需用手轻轻托起乳房，按摩十分钟。

❷ 每日在照顾者帮助下，用温水洗涤乳房至少两次，可在保持乳房清洁的同时，增加乳房悬韧带的弹性，对防止下垂很有作用。

❸ 选择胸罩时松紧要合适，以发挥最佳提托作用，即使是哺乳期，也要坚持穿上胸罩。

❹ 避免哺乳期过久。宝宝一岁半左右即可断奶，这样对预防乳房下垂很有好处，同时也不会影响宝宝的健康成长。

❺ 持续做俯卧撑等扩胸运动，使胸部肌肉发达，从而增强对乳房的支撑作用。

❻ 注意乳房按摩（自己做或照顾者做）和局部使用按摩油，增加皮肤下组织的弹性，就会减少乳房下垂，使乳房健美。

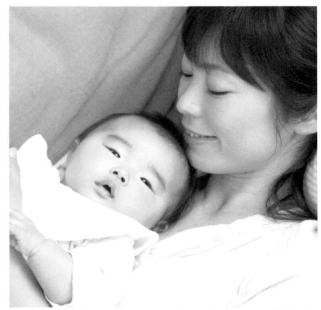

↑剖腹产手术后最好不要再使用药物镇痛，以免影响肠蠕动功能的恢复。

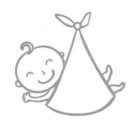

产后的锻炼

产后锻炼的重要性并不亚于补充营养，产后健康体操可以使气血畅通，加强腹壁肌肉和骨盆腔底支持组织的力量，有利于产后恢复和保持健美的体态。

锻炼应从产后二十四小时开始

分娩后，产妇的腹壁可能很松弛，为了恢复体态，增进健康，产后体操可以从分娩后二十四小时开始，最好是在每日清晨起床前和晚上临睡前，每次做十分钟左右，做体操的时后应穿比较宽松的棉质衣裤，不要绑束腹带。产后体操应该循序渐进，并注意在做运动前要将大小便排净，照顾者要调整好室内温度，空气要清新。但不可有风直接吹到产妇身上。吃饭后不要立即做体操。

剖腹产的产妇应当在拆线以后开始做体操，不能产后二十四小时就强行开始。阴道和会阴切开或有裂伤的产妇，在伤口愈合以前，应该避免做促进骨盆腔底恢复的体操。做产妇体操应以不感觉累为前提，而且要有照顾者帮助为宜。

防止产后生育性肥胖

主要是没有做好产褥期，坐月子吃太多，滋补过量，并且没有重视早期适当活动等造成的。其实，产妇生育性肥胖是可以预防的。照顾者应在产妇的饮食和锻炼上多加留心。

1.饮食要均衡

少摄取脂肪食物，少量多餐。多吃鱼、牛奶、鸡蛋、杂粮、蔬菜、海藻、蘑菇、豆制品等食物。产后不需要大补。不要过量吃甜食，也就是少吃高糖食品。

2.坚持亲喂母乳

母乳喂养促进了母体新陈代谢和营养循环，还可将多余营养成分运送出来，预防生育性肥胖的发生。

3.要尽早起床活动

在二十四小时后就可以下床活动，从产后第二天开始，就可以做一些轻微的运动和产后健身操，十五天以后可做些能力所及的一般家务劳动。行会阴切开或剖腹产的产妇，可推迟到产后第三天，起床后稍事活动，待拆线后伤口不感疼痛时，应做产褥操，可逐渐做些轻微的家事。活动和锻炼是预防肥胖的关键。

4.规律的睡眠

产褥期产妇睡眠要讲究科学，遵循按时睡眠的原则，并讲究睡眠的环境、姿势等等要素，以提高睡眠的品质。产褥期夜晚睡八小时，白天午睡一小时，一天的睡眠就足够。

5.心情舒畅愉快

产妇保持心情舒畅，避免受烦躁、生气、忧郁等情绪影响，在产后肥胖的预防中也不可忽视。

锻炼的重点部位及方法

1.腹部锻炼

产妇仰卧在床上，将手放在肩上，做深吸气，使腹部膨胀，然后轻轻呼气，同时用力收缩腹部肌肉，使腹部下陷。反复多次。从产后第二天做至第四周末。有利于恢复松弛的腹部，增加腹肌。

2.上肢锻炼

产妇平卧床上，两腿稍稍分开，两臂左右平伸，与身体呈直角，然后慢慢抬起两臂，保持肘部平直。当两手接触后，再慢慢放下两臂，反复多次。从产后第二天做至第四周末。有利于恢复双臂及胸部肌肉的力量。

3.下肢、背肌锻炼

产妇平卧床上，两臂放于身体两侧，与身体稍微离开，然后轻轻抬起双膝、臀部及后背，使身体呈弓形。

从产后第三天做至第四周末。有利于恢复大腿肌肉及腰背部肌肉的力量。

4.腹肌及臀部锻炼

产妇仰卧床上，两膝及臂屈曲，以两肘及两脚支撑，向上翘起骨盆部，在抬头的同时，用力收缩臀部。从产后第四天做至第六周末。有利于恢复松弛的腹部及臀部，减少脂肪。

5.腹肌及大腿部锻炼

产妇仰卧床上，以右侧下肢支持，稍微抬高头部及左臂，同时伸右手向左膝，但不要接触，然后复原位。用同样方法，再做伸左手向右膝的动作。从产后的第五天做至第六周末。有利于恢复腹部及大腿部。

6.肛门及阴道肌肉锻炼

产妇平卧床上，两腿交叉，大腿并拢，尽量将会阴及肛门肌肉收缩，提起后坚持一会儿再放松。如此反复进行，对会阴部及阴道肌肉张力的恢复和预防子宫脱垂都十分有益。

7.产后进行按摩

按摩能刺激子宫收缩，促使子宫内恶露顺利排出；同时增加肌肉张力，刺激肠胃蠕动，预防内脏下垂，防止静脉血液的滞留。

剖腹产产妇锻炼注意事项

剖腹产的产妇应进行适当的锻炼，但与自然分娩的产妇有所不同。剖腹产产妇在卧床休息后，如果没有任何并发症，可在拔掉尿管、排气之后，开始做呼吸运动和四肢运动，如胸式呼吸，上肢的扩胸、开合、张开等。另外，在照顾者帮助下多翻身，最好四小时左右翻身1次，以防止术后肠沾黏。

正常进食后可下床活动，并且开始做腹式呼吸练习，做收缩肛门、憋尿等骨盆底肌肉及提肛门锻炼，在床上做一些仰卧举腿、屈腿、脚踏车式等活动，千万不要做使腹肌强烈收缩的动作。

五至七天拆线后如果没有感染，体温正常，伤口无明显疼痛时，可开始在照顾者帮助下做些腹部锻炼，如仰卧抬头收缩腹部。锻炼时用束腹带保护为好，千万少做或不做增加腹压的动作，否则对深处伤口愈合不利。

十天后可逐渐增加仰卧半起转体、桥式挺身等动作。半个月后可逐步做仰卧起坐，并增加散步时间等。满月后的锻炼与自然分娩产妇锻炼相同。

Part5
坐月子饮食宜忌

产后饮食调理是改变女性体质的重要阶段，也是影响女性一生健康的重要关键，月子如果做不好，就会产生许多后遗症。一般来说，分娩6周左右后，产妇身体才能慢慢恢复正常，在这期间身体的变化和饮食的摄取十分重要，必须静心休养，不能太过劳累，应时时刻刻保持身心安定，并需要特别注意营养的饮食方法。坐月子的饮食要掌握低盐、低脂、高钙、营养均衡的产后调理重点，让妈妈在饮食上得到全面性的营养，由内而外改善体质，让你从此脱胎换骨！

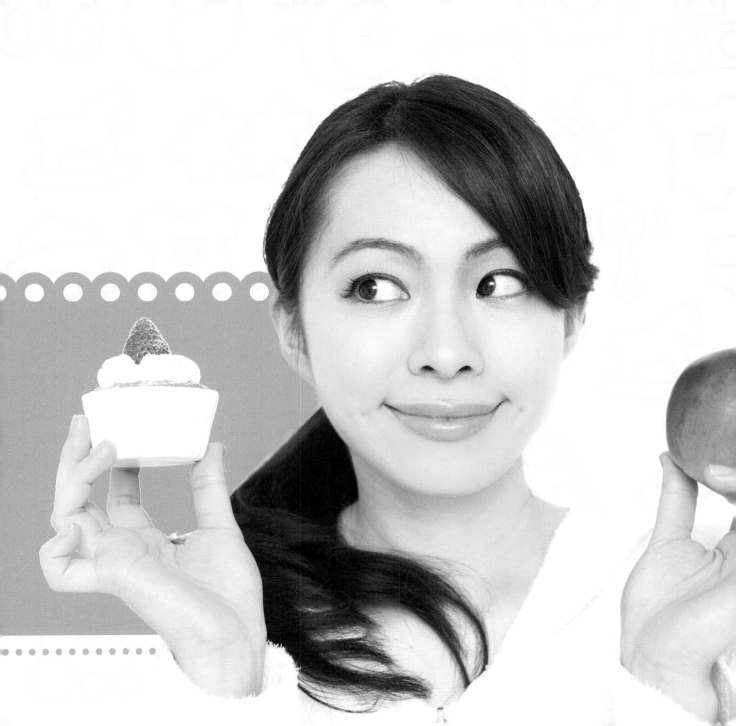

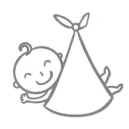

产后饮食须知

坐月子期间一方面要补充妊娠、分娩所消耗的营养，另一方面还要分泌乳汁、哺育婴儿，所以更需要补充足够的营养。

产后正确的进食顺序

产妇在进食的时候，最好按照顺序进行，因为只有这样，食物才能充分被人体消化吸收，更有利产妇身体的恢复。正确的进餐顺序应为：汤—青菜—饭—肉，半小时后再进食水果。

饭前要先喝汤，饭后喝汤的最大问题在于会冲淡食物消化所需要的胃酸。所以产妇吃饭时，忌一边吃饭，一边喝汤，或以汤泡饭或吃过饭后，再来一大碗汤，这样容易阻碍正常消化。

米饭、面食、肉食等淀粉，以及含蛋白质成分的食物则需要在胃里停留1~2小时，甚至更长的时间，所以要在喝汤后吃。

在各类食物中，水果的主要成分是果糖，无需透过胃来消化，而是直接进入小肠就被吸收。如果产妇进食时先吃饭菜，再吃水果，消化慢的淀粉、蛋白质就会阻塞消化快的水果，食物在胃里会搅和在一起。如果饭后马上吃甜食或水果，最大害处就是会中断、阻碍体内的消化过程。胃内腐烂的食物会被细菌分解，产生气体，形成肠胃疾病。

剖腹产妈妈饮食重点

对于剖腹产的妈妈，在月子期间的饮食比起顺产的妈妈们要更加注意，其饮食有五大要点。

1.主食种类多样化

五谷杂粮和大米、面粉都要吃，而且五谷杂粮营养价值更高，比如小米、玉米粉、糙米等，所含的维生素B族都要比大米、精致面粉高出好几倍。

2.多吃蔬菜和水果

蔬菜和水果既可提供丰富的维生素、矿物质，又可提供足量的膳食纤维质，以防产后便秘。

3.饮食要富含蛋白质

应比平时多摄取蛋白质，尤其是动物性蛋白质，比如鸡、鱼、瘦肉、动物肝、血所含的蛋白质。豆类也是必不可少的佳品，但无须过量，否则会加重肝肾负担，反而对身体不利。

4.不吃酸辣食物及少吃甜食

酸辣食物会刺激产妇虚弱的胃肠而引起诸多不适；吃过量甜食不仅会影响食欲，还可能使热量过剩而转化为脂肪，引起身体肥胖。

5.多进食各种汤饮

汤类味道鲜美，且易消化吸收，还可以促进乳汁分泌。如红糖水、鲫鱼汤、猪蹄汤、排骨汤等，但须汤肉同吃。红糖水的饮用时间不能超过10天，因为时间过长，反而会使恶露中的血量增加，使妈妈处于一种慢性失血状态而发生贫血。

产后催乳饮食的选择

从中医的角度出发，产后催乳应根据不同体质进行饮食和药物调理。如鲫鱼汤、豆浆和牛奶等平性食物，属于大众皆宜，而猪蹄催乳就不是每个人都适宜。这里推荐一些具有通乳功效的材料，如猪蹄、鲫鱼、章鱼、花生、金针、木瓜等；通络的药材则有通草、漏芦、丝瓜络、王不留行等。这里我们针对不同体质的女性，对生产后的催乳饮食的注意要点进行介绍。

1.气血两虚型

如平素体虚，或因产后大出血而奶水不足的新妈妈可用猪蹄、鲫鱼煮汤，另可添加党参、北芪、当归、红枣等补气补血药材。

2.痰湿中阻型

肥胖、脾胃失调的产妇少喝猪蹄汤和鸡汤，可加点陈皮、苍术、白术等具有健脾化湿功效的药材。

3.肝气郁滞型

平素性格内向或出现产后忧郁症的妈妈们，建议多泡玫瑰花、茉莉花、佛手等花草茶，以舒缓情绪。另外，用通草、丝瓜煮汤，可疏肝、理气、通络。

4.血瘀型

可喝生化汤，吃点猪蹄姜汤、黄酒煮鸡、客家酿酒鸡等。还可用益母草煮鸡蛋或煮红枣水。

5.肾虚型

可进食芝麻油鸡、花胶炖鸡汤、米汤冲芝麻。

6.湿热型

可喝豆腐丝瓜汤等具有清热功效的汤水。

催乳汤饮用注意事项

为了尽快下乳，许多产妇产后都有喝催乳汤的习惯。但是，产后开始喝这些"催乳汤"的时机也要经过挑选。产后喝催乳汤一般要掌握两点。

第一，要掌握乳腺的分泌规律。一般来说，初乳进入婴儿体内能使婴儿体内产生免疫球蛋白A，保护婴儿免受细菌的侵害。但是，有些产妇不知道初乳有这些优点，认为没有营养而挤掉，这是极错误的做法。初乳的分泌量不多，加上婴儿此时尚不会吮吸，所以好像无乳，可是若让婴儿反复吮吸，初乳就通了。大约在产后的第四天，乳腺才开始分泌真正的乳汁。

第二，注意产妇身体状况。若是身体健壮、营养好，初乳分泌量较多的产妇，可适当推迟喝催乳汤的时间，喝的量也可相对减少，以免乳房过度充盈，造成乳汁瘀积而引起不适。

产后不宜节食

一般产妇在生育后，体重会有所增加，与怀孕之前大不相同。很多新妈妈产后为了恢复生育前的苗条体型，分娩后便立即节食。这样做不但对身体的健康不利，对婴儿也没有好处。这是因为新手妈妈产后所增加的体重主要是水分和脂肪，如果进行哺乳，这些脂肪根本不够用，还需要从身体原来储存的脂肪中动用一些营养，来补充哺乳所需营养。如果新妈妈在产后节食，这些哺乳所需的营养成分就会不足，就会消耗新妈妈身上大量的营养成分，或者使新生儿的营养受损。

月子里应注意补钙

产后妈妈特别是哺乳的妈妈，每天大约需摄取1200毫克钙，才能使分泌的每升乳汁中，含有300毫克以上的钙。乳汁分泌量愈大，钙的需要量就愈大。同时，哺乳的妈妈在产后体内雌激素水平较低，泌乳素水平较高，因此，在月经未复潮前，骨骼更新钙的能力较差，乳汁中的钙往往会消耗过多身体中的钙。这时，如果不补充足量的钙，就容易引起妈妈腰酸背痛、腿脚抽筋、牙齿松动、骨质疏松等"月子病"；还会导致婴儿发生佝偻病，影响体格生长和神经系统的发育。

根据日常饮食的习惯，产后的妈妈每天至少要喝250克牛奶，以补充乳汁中所需的300毫克的优质钙，妈妈们还可以适量饮用酸奶，以提高食欲。另外，月子里的妈妈每天还要多吃些豆类或豆制品，一般来讲吃100克左右豆制品，就可摄取100毫克的钙。同时，妈妈也可以根据自己的口味吃些奶酪、虾皮、芝麻或芝麻酱、绿花椰及羽衣甘蓝等，维持钙的摄取量至少达到800毫克。由于食物中钙的含量不好确定，所以最好在医生指导下补充钙剂。需要注意的是，产后妈妈们补钙容易引起便秘，所以在选用补钙产品时，首选带有山梨醇成分的，可有效润滑肠道，降低便秘发生机率。妈妈也可以多去户外晒太阳，这样也会促进骨密度恢复，增加骨头韧度。

产后不能只喝汤不吃肉

产妇只喝汤不吃肉的习俗在民间流传甚广，认为营养成分全在汤里，而且容易消化吸收，利于下奶，而肉营养不多。这种说法是没有科学道理的。

肉汤富有营养而且有催乳作用，但肉汤的营养不完整，只是脂肪含量较多，而蛋白质大部分还在肉里。产妇的饮食，一要营养丰富、数量充足；二要品种多样、相互补充。因此，产妇光喝汤不吃肉，对身体健康不利。应该对这种习惯加以改正，做到既喝汤，又吃肉。

产后不宜食用过量鸡蛋

分娩后数小时内，最好不要吃鸡蛋。因为在分娩过程中，新妈妈体力消耗大，出汗多，体液不足，消化能力也随之下降。若分娩后立即吃鸡蛋，就难以消化，会增加胃肠负担，甚至容易引起胃病。同时，在整个坐月子期间，也忌多吃鸡蛋，因为摄取过量蛋白质，会在肠道产生大量的胺、酚等化学物质，对人体的毒害很大，容易出现腹部胀闷、头晕目眩、四肢乏力、昏迷等症状，导致"蛋白质中毒症候群"。一般产妇每天仅需要蛋白质100克左右，因此，每天吃1个鸡蛋就足够。

产后不能多吃红糖

红糖营养吸收利用率高，具有温补性质。新妈妈分娩后，由于丧失一些血液，身体虚弱，需要大量快速补充铁、钙、锰、锌等微量元素和蛋白质。红糖还含有"益母草"成分，可以促进子宫收缩，排出产后宫腔内的瘀血，促使子宫早日复原。新妈妈分娩后，元气大损，体质虚弱，吃些红糖有益气养血、健脾暖胃、驱散风寒、活血化瘀功效。但是，新妈妈切不可因红糖有如此多的益处，就一味多吃，认为愈多愈好。因为过量饮用红糖水，不仅会损坏新妈妈的牙齿，而且红糖性温，如果新妈妈在夏季过量饮用红糖水，必定使出汗加速，使身体更加虚弱，甚至引起中暑。

产褥期忌吃食物

1.韭菜

韭菜性温，味甘、辛，产妇多食用容易上火，会引起口舌生疮、大便秘结或痔疮发作。而母体的内热可以透过乳汁使婴儿体温增高，不利于婴儿的健康。最重要的是韭菜有回奶功效，产妇常食用韭菜易导致产妇奶水不足，就不利于哺乳婴儿。

2.巧克力

因为巧克力所含的可可碱会渗入母乳内，被婴儿吸收，并在婴儿体内蓄积，久而久之，可可碱会损伤神经系统和心脏，并使肌肉松弛、排尿量增加，结果导致婴儿消化不良、睡眠不安、哭闹不停。

3.鹿茸

服用鹿茸，必然招致阳气更旺、阴血更损、造成阴道不规则流血。因此，产妇产后不要立即服用鹿茸。

4.柿子

柿子性大凉，产妇体质较弱，切忌食用寒凉食物，所以应当忌吃柿子。而且柿子含单宁，易与铁质结合，妨碍人体对食物中铁质的吸收，产妇刚生产完，补血很重要，所以柿子不宜吃。

5.味精

味精的主要成分是谷胺酸钠，能与婴儿血液中的锌发生异性结合，生成不能被人体吸收和利用的谷胺酸锌而随尿排出，导致婴儿缺锌。婴儿缺锌不仅会出现味觉差，还可造成智力减退、生长发育迟缓等现象。因此，产妇至少在产后3个月内应少吃或不吃味精。

6.辣椒

刚分娩后大量失血、出汗，加上组织间液也较多进入血循环，故人体津液明显不足，而辣椒燥热会伤津耗液，加重妈妈的内热，容易出现口舌生疮、大便秘结等不适症状。因此，产后1个月内不宜吃辣椒。

7.人参

人参能使人体产生兴奋作用，导致服食者出现失眠、烦躁、心神不宁等许多症状。而产妇分娩以后，由于精力和体力消耗很大，需要卧床休息，如果此时服食人参，反而因兴奋难以安睡，会影响体力复原。

8.茶

茶中的鞣酸被胃黏膜吸收，进入血液循环后，会产生收敛作用，抑制乳腺的分泌，造成乳汁的分泌障碍。此外，由于茶中咖啡碱的兴奋作用，产妇不能安然入眠，而乳汁中的咖啡碱进入婴儿体内，会使婴儿容易发生肠痉挛等类似症状。

9.咖啡

对于需哺喂母乳的妈妈而言，咖啡中含有咖啡因，会使中枢系统兴奋。在哺乳期间，咖啡因会透过乳汁到达婴儿体内，使婴儿精神过于兴奋，不能安睡，对成长不利。

10.酒

有些女性在孕期能戒酒，可是分娩后又恢复喝酒的习惯，认为婴儿既然已经出生，就不用忌口了，其实这是不对的想法。酒中含有酒精，产妇喝酒，酒精便可进入乳汁中，婴儿吸吮母乳，同样会受影响。

适合：产后第一周的妈妈

虱目鱼粥

原材料

大米饭 100 克
虱目鱼肚 1 片
香菜末 2 小匙
姜丝适量
葱花适量

调味料

米酒 1 小匙
盐 1/4 小匙
芝麻油适量

小常识

虱目鱼肉质鲜美，鱼肚更是肥美，常见的料理手法是煎鱼、佐汤煮成鱼粥或制成鱼丸。不过虱目鱼细小鱼刺多，建议可以购买无刺的虱目鱼肚。

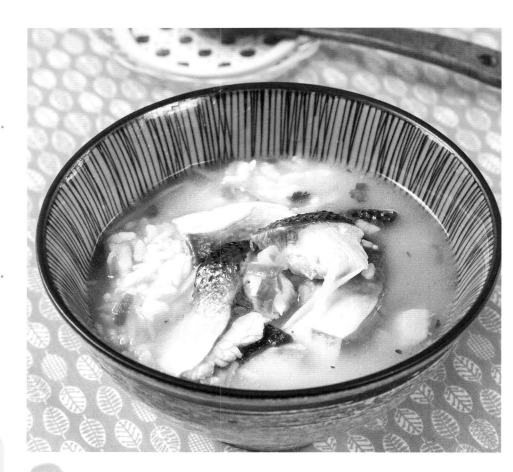

做法

1 热锅，放入 500 毫升的水、姜丝以及白饭，煮至白饭软化。

2 加入虱目鱼肚，水滚后续煮 3 分钟，至鱼熟透。

3 起锅前，加入米酒、香菜末、葱花、盐及芝麻油即完成。

适合：产后第一周的妈妈
益母草粥

原材料 · · · · · · · · · · · · · · · ·

大米 0.5 杯
益母草 5 克

调味料 · · · · · · · · · · · · · · · ·

红糖 1 小匙

小常识

益母草可以活血调经，为中医妇科经产常用的药材，故有益母之称。多用治血瘀经闭、痛经、经行不畅、产后恶露不下，产后腹痛等。

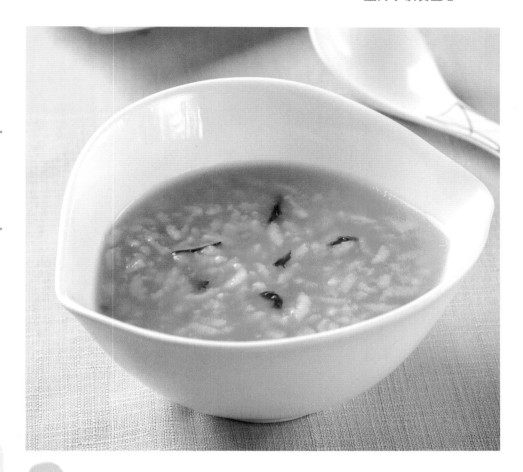

做法

1 大米洗净；益母草洗净。内锅中放入大米和 500 毫升的水，外锅倒入 1 杯水，按下开关，蒸至开关跳起，再焖 10 分钟，即为大米粥。

2 热锅，放入益母草和 600 毫升的水，水滚后，以中火继续熬煮 10 分钟，沥出汤汁备用。

3 将大米粥放入汤汁中，以小火煮至黏稠，加入红糖调味即完成。

百合薏仁粥

原材料 · · · · · · · · · · · · · · · · ·

　小麦 0.5 杯
　薏仁 50 克
　干百合 5 克

调味料 · · · · · · · · · · · · · · · · ·

　冰糖 1 小匙

小常识

　　薏仁含有维生素 E，经常食用可保人体皮肤光泽细腻，消除粉刺、色斑，并改善肤泽，适合产妇食用，可保养肌肤，让产后妈妈的皮肤更为亮丽。

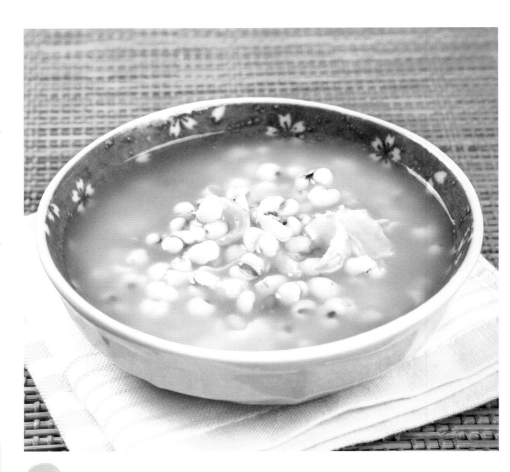

做法

1　小麦洗净，备用；薏仁洗净，用温水浸泡 1 小时；百合洗净，用温水浸泡 15 分钟。内锅中放入小麦和 500 毫升的水，外锅倒入 1 杯水，按下开关，蒸至开关跳起，再焖 10 分钟，即为小麦粥。

2　热锅，倒入煮好的小麦粥，放入薏仁煮开，转小火熬煮 10 分钟，再加入百合，煮至黏稠，最后加冰糖调味即完成。

适合：产后第一周的妈妈

卷心菜卷

原材料 · · · · · · · · · · · · · · ·

卷心菜叶 5 ~ 9 片
猪肉末 300 克
马蹄 50 克

调味料 · · · · · · · · · · · · · ·

米酒适量
芝麻油适量
白胡椒粉少许
盐少许

小常识

卷心菜能抑制癌细胞，通常秋天种植的卷心菜抑制率较高，因此秋冬时期的卷心菜可以多吃。不过购买时不宜多，以免搁放几天后，减少了营养素。

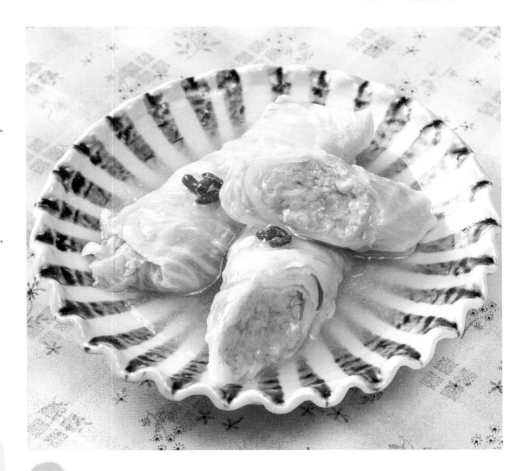

做法

1 马蹄洗净切碎末；卷心菜叶洗净，切去老梗，放入开水中煮软，备用。猪绞肉中加入马蹄末、盐、胡椒粉、米酒、芝麻油搅拌均匀，至出现黏性。

2 取 1 片卷心菜叶，铺上馅料，包成长方形，即为卷心菜卷。

3 将包好的卷心菜卷放入蒸锅中，蒸 15 分钟，熟透即完成。

适合：产后第一周的妈妈

杏仁奶露

原材料 · · · · · · · · · · · · · · ·

去膜杏仁 200 克
鲜奶 150 毫升
开水 600 毫升

调味料 · · · · · · · · · · · · · · ·

糖 80 克

小常识

　　甜杏仁可以食用，对胎儿发育和孕产妇都有好处。不过孕产妇吃甜杏仁虽然有好处，可是吃多了会造成孕产妇便秘，所以适量即可。

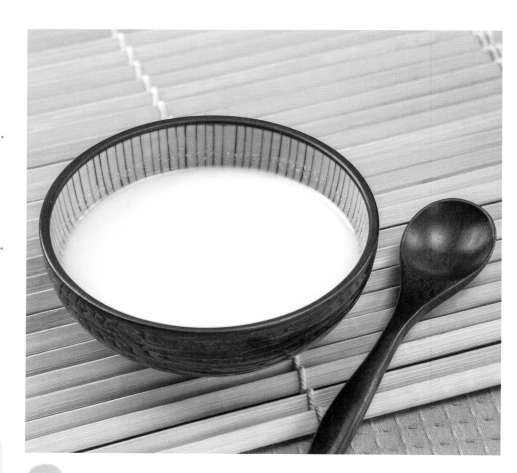

做法

1 将杏仁泡水半日后沥干备用。

2 将泡过水的杏仁和鲜奶放入果汁机，并加水打成汁液，滤渣备用。

3 取汁液放入锅中用小火煮，需不定时搅动，以免沾锅底、烧焦，煮滚后，放入糖拌匀，待煮至糖溶解即可。

适合：产后第一周的妈妈

生化汤

原材料

炙甘草 2 克
川芎 6 克
当归 10 克
桃仁 10 颗
炮姜 3 克

小常识

生化汤有促进乳汁分泌、促进子宫收缩、帮助子宫复旧、镇经止痛、安神、消炎预防感染、祛瘀血等作用。但剖腹产的产妇不适合饮用。

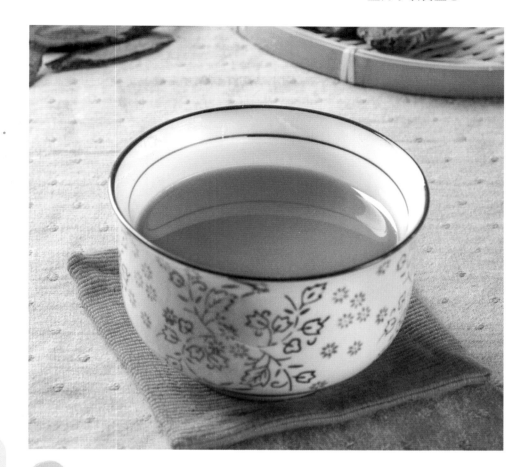

做法

1 将所有药材放在流动的水下冲洗 5 分钟。

2 将药材放入砂锅中，加 700 毫升的水，煮滚后盖上锅盖，约煮 15 分钟，至药汁剩下 1/3 的分量，倒出药汁。煮过 1 次的药材中再加入 500 毫升的水，煮滚后盖上锅盖，约煮 10 分钟，至药汁剩下 1/2 的分量，倒出药汁。将 2 次炼出的药汁混合在一起即完成。

适合：产后第一周的妈妈

空心菜粥

原材料· · · · · · · · · · · · · · · · · ·

　　大米 0.5 杯
　　空心菜 50

调味料· · · · · · · · · · · · · · · · · ·

　　盐适量

小常识

　　空心菜以嫩茎、叶炒食或作汤，为夏秋高温季节主要菜之一。一般家庭或热炒店炒空心菜，通常以蒜头或盐，生抽进行调味，偶尔加入牛肉。

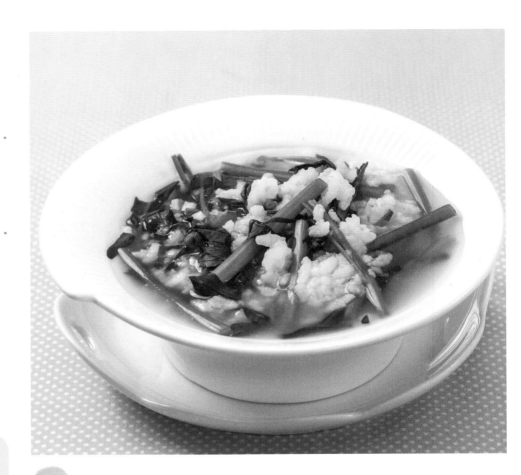

做法

1　大米洗净，放入电饭锅内锅中，加 3 杯水，外锅倒入 1 杯水，盖上锅盖，按下开关，蒸至开关跳起后，即为大米粥；空心菜洗净，切段。

2　将大米粥放入锅内，煮滚后，加入空心菜、盐，再续煮至空心菜熟后，即可起锅。

适合：产后第一周的妈妈

鸡肉山药粥

原材料 · · · · · · · · · · · · · · · · ·

大米 0.5 杯
山药 80 克
花生仁 50 克
姜末少许
葱花少许

调味料 · · · · · · · · · · · · · · · · ·

盐少许

小常识

花生有丰富蛋白质，易被人体吸收，也有不饱和脂肪酸，可促进体内胆固醇的代谢与转化；但脂肪含量较高，食用不可过量，且保存时，须维持干燥。

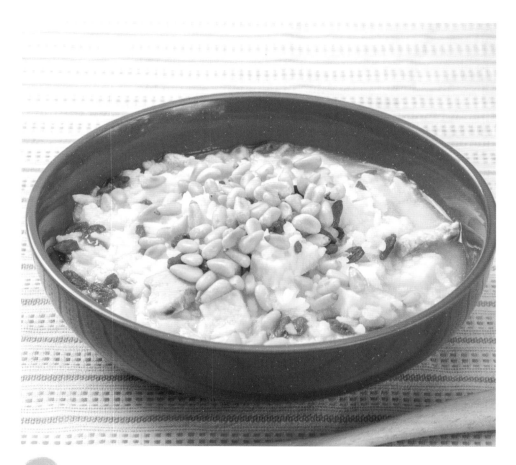

做法

1 大米洗净，放入电饭锅内锅中，加 3 杯水，外锅倒入 1 杯水，盖上锅盖，按下开关，蒸至开关跳起后，即为大米粥；山药去皮，切块；花生仁洗净，备用。

2 取一锅开水，放入山药、姜末、大米粥，煮滚后，加盐调味；起锅后，再撒上葱花和花生即可。

适合：产后第二周的妈妈

芝麻油鸡汤

原材料 · · · · · · · · · · · · · · · ·

鸡腿 1 只
老姜 5 克

调味料 · · · · · · · · · · · · · · · ·

芝麻油 1 小匙
米酒 1 小匙
盐适量

小常识

为达到健康进补目的，烹煮芝麻油鸡最健康的方式就是鸡汤煮好后再拌入芝麻油，虽然口感与市售的芝麻油鸡有些许差异，但健康百分百。

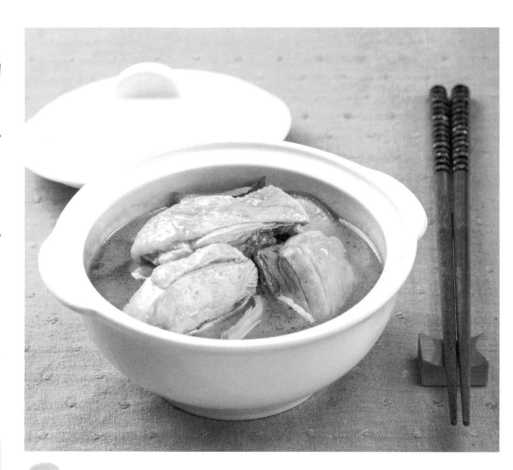

做法

1 将鸡腿洗净，切块；老姜切片。

2 烧一锅开水，加少许盐，放入鸡腿汆烫去血水，捞起备用。

3 热锅，倒入芝麻油，将姜片炒干，放入鸡腿块炒至变白色。

4 倒入米酒，煮滚后加水淹过食材，转小火煮 40 分钟至鸡肉软嫩，加盐调味即可。

适合：产后第二周的妈妈

归芪乌鸡汤

原材料

乌鸡 1/4 只　　红枣 6 颗
当归 10 克　　葱段适量
黄芪 10 克　　姜片适量
枸杞 10 克

调味料

米酒适量
盐适量

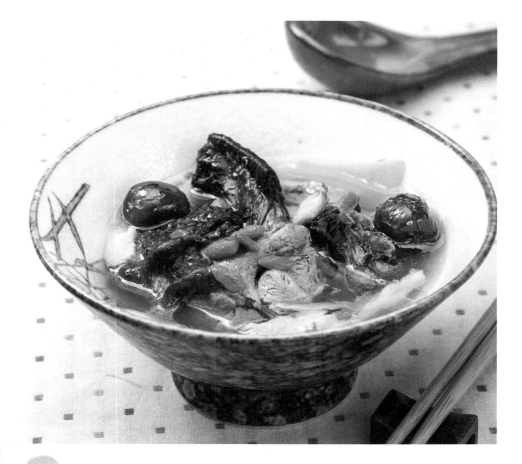

小常识

乌鸡是低脂肪、低糖、低胆固醇、高蛋白的食物，富含的维生素 E、烟碱酸、磷、铁、钠、钾等营养成分，对产妇具有补血、促进康复作用。

做法

1 分别将当归、黄芪、枸杞、红枣洗净，沥干；乌鸡洗净，切块。

2 烧一锅开水，加少许盐，放入乌鸡汆烫去血水，捞起备用。

3 将所有材料放入砂锅中，加水至盖过食材，用大火煮滚后加适量米酒。

4 盖上锅盖，转小火熬煮 1 小时，再加入盐调味即可。

适合：产后第二周的妈妈

三丝烩豆皮

原材料

绿豆芽 30 克
木耳丝 30 克
胡萝卜丝 30 克
豆皮 4 片
姜丝适量

调味料

生抽 1 大匙
糖 0.5 大匙
白胡椒粉少许

小常识

黑木耳中所含的铁有补血、活血功效，能有效预防缺铁性贫血；含有的钙有助于母体骨骼更健壮；含有的碳水化合物能为母体提供日常消耗的热量。

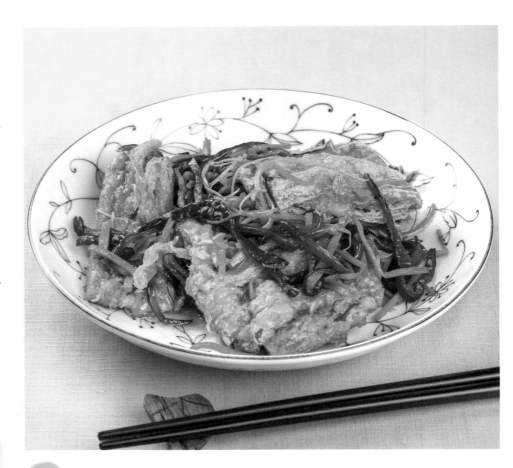

做法

1 绿豆芽洗净，除去根部；木耳洗净，切成丝；胡萝卜洗净去皮，切成丝；豆皮洗净，备用。

2 热油锅，放入姜丝爆香，再加入豆皮、调味料和水，煨煮至豆皮入味。

3 再加入胡萝卜丝、木耳丝、绿豆芽炒软即完成。

适合：产后第二周的妈妈

黑木耳芝麻饮

原材料······················

　黑木耳 40 克
　黑芝麻 10 克

调味料······················

　白糖 30 克

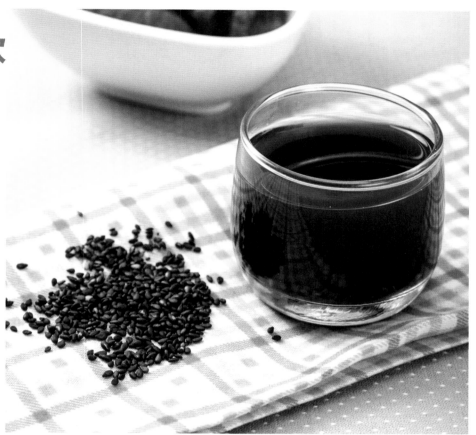

小常识

　　干黑木耳愈干愈好，朵大适度，朵面乌黑但无光泽，朵背略呈灰白色，无异味，有清香气的为上品。保存干黑木耳要注意防潮。

做法

1　将黑木耳洗净，去蒂；黑芝麻炒香。
2　将黑木耳、黑芝麻放入锅内，加入适量水，盖上锅盖，以小火焖煮约 1 小时后，放入白糖拌匀即可。

芝麻油鸡饭

原材料·········

糯米饭 5 杯
鸡腿 1 只
老姜 100 克
干香菇适量

调味料·········

米酒 90 毫升
芝麻油 3 大匙
盐适量

**调味
料 B**·········

米酒 240 毫升
盐适量

小常识

吃芝麻油鸡或是红糖煮姜汤都有帮助子宫收缩，但属于较热性的食物，对于体质本身较燥热或是有皮肤过敏、肥胖、高血压、高血脂的人来说就不适合。

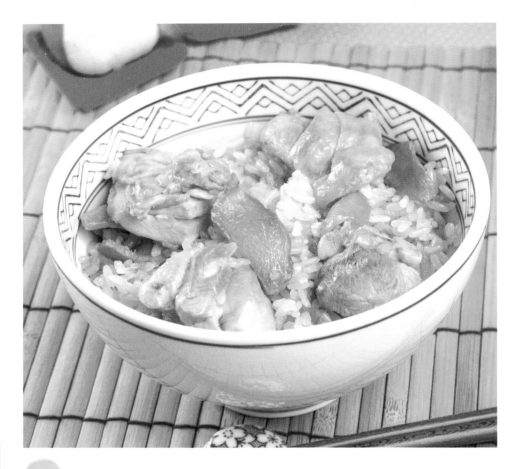

做法

1 鸡腿洗净，剁块，放入加盐开水中汆烫去血水，捞起备用；老姜切片；干香菇泡水，待软化后切薄片。

2 热锅，倒入芝麻油，待油热后放入老姜片爆香。加入香菇、鸡肉，拌炒至鸡皮焦香，加入 50 毫升米酒煮滚后；再加入糯米饭拌炒；接着，加入 2.5 米杯的开水、调味料 B，拌炒均匀。

3 将拌炒好的芝麻油鸡饭放到蒸锅中，蒸 20 分钟即完成。

适合：产后第三周的妈妈

红枣鸡丝饭

原材料

红枣 8 颗
鸡肉 100 克
糯米 50 克

调味料

盐适量

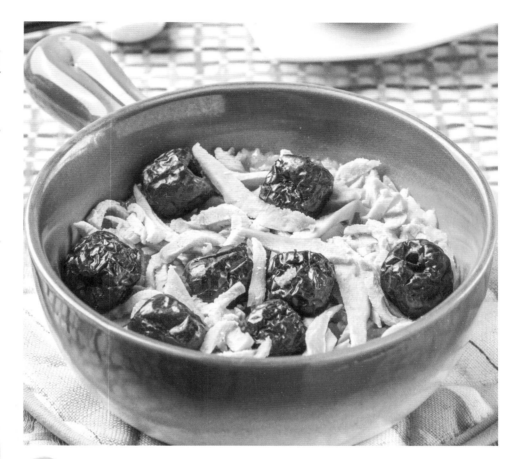

小常识

红枣有缓和药性，以及安神的功能；能补气养血，是很好的保肝补气的食材；而红枣泡水养肝排毒，能增加人体血清蛋白，从而有助保肝排毒。

做法

1 鸡肉洗净，切丝；糯米洗净，浸泡 2 小时；红枣洗净，沥干。将食材置入可蒸煮的饭锅，水量只需比糯米约高出 1 厘米的高度。

2 蒸锅水开后，将饭锅置入，以大火蒸 15 分钟。

3 将蒸好的红枣鸡丝饭拌匀即可食用。

适合：产后第三周的妈妈

杜仲黑豆炖排骨

原材料

排骨 300 克
黑豆 70 克
红枣 12 颗
杜仲 15 克

调味料

米酒适量
盐适量

小常识

黑豆富含维生素 E 及 B 群，可以保持肌肤年轻，也含有花青素，能消除体内的自由基。但肾脏病患者应控制食用量，以免摄取过量蛋白质。

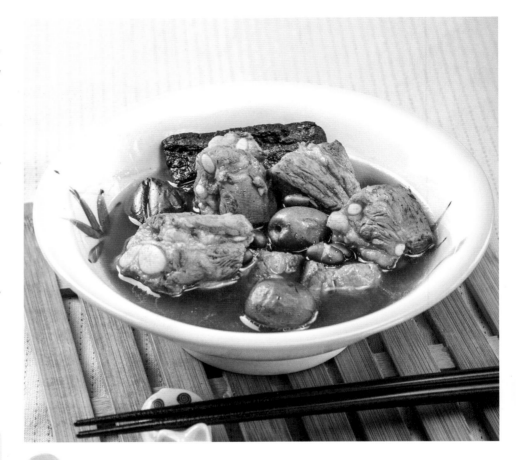

做法

1 所有食材洗净，沥干；将洗净的黑豆泡水 2 小时备用。

2 烧一锅开水，加少许盐，放入排骨汆烫去血水，捞起备用。

3 将所有食材放入砂锅中，加水至 7 分满和适量米酒，大火煮滚后，转小火炖煮 1 小时，最后加盐调味即可。

适合：产后第三周的妈妈

黑木耳鸡汤

原材料

乌鸡 1/4 只
桂圆 30 克
木耳 50 克
红枣 10 颗
姜片适量

调味料

米酒适量
盐适量

小常识

黑木耳具有补血气、活血、滋润、强壮、通便功效，对痔疮、胆结石、肾结石、膀胱结石等病症有食疗作用，产妇可以多多食用。

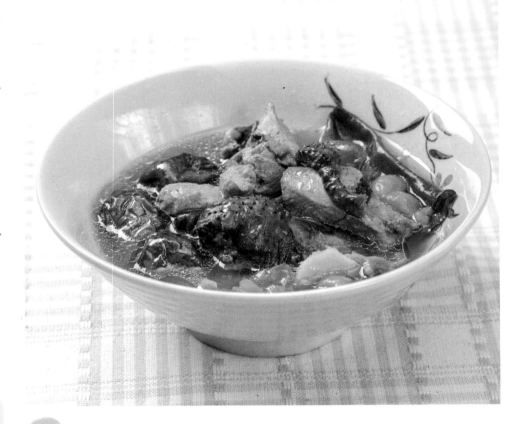

做法

1 乌鸡洗净，剁块；木耳洗净，切小块；桂圆去壳，去籽；红枣洗净。

2 烧一锅开水，加少许盐，放入乌鸡汆烫去血水，捞起备用。

3 将所有材料放入砂锅中，加水至盖过材料，大火煮滚后转中小火慢炖 45 分钟，加盐调味即可盛盘。

西芹炒鱼板

原材料

西芹 50 克
鱼板 100 克
红甜椒少许
蒜末少许
姜丝少许

调味料

盐少许

小常识

西芹是一种高纤维的食材，可以促进肠道蠕动，有效减缓产后妈咪便秘的困扰，更有消除水肿的作用，还能帮助体内环保，清除体内的毒素。

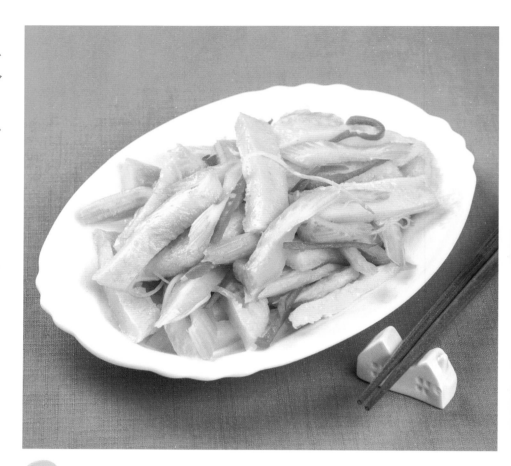

做法

1 西芹洗净，去掉粗梗后切斜刀片；甜椒洗净切丝；鱼板洗净，切长条片状。

2 热油锅爆香蒜末，放入鱼板拌炒，接着放入西芹和甜椒丝炒 3 分钟，加盐调味后即完成。

适合：产后第三周的妈妈

虾仁炒芦笋

原材料

虾仁 25 克
芦笋 15 克
杏鲍菇 15 克
蒜末适量

调味料

盐少许
糖少许

小常识

芦笋可补充人体所需要的多种营养素，并可提高免疫力、抑制异常细胞的生长。而虾仁则富含磷、钙，对产妇有补益功效，但胆固醇较高，不可过量。

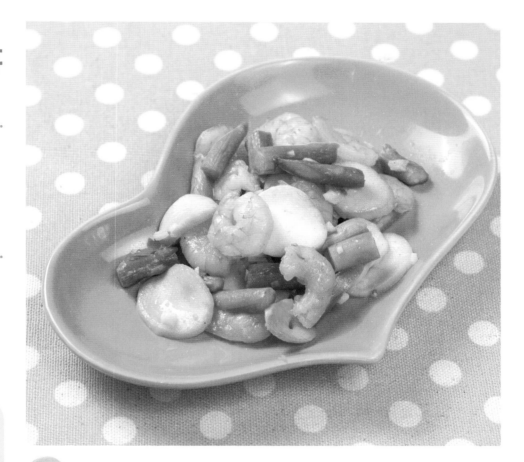

做法

1 芦笋洗净，去除较硬的茎部，切小段；杏鲍菇洗净，切小片；虾仁洗净，去肠泥。

2 热锅中放入少许油，炒香蒜末。

3 依序加入虾仁、芦笋、杏鲍菇等食材翻炒，再加少许水焖一下，等水沸腾后，加入少许盐和糖调味即可。

适合：产后第四周的妈妈

虾仁饭

原材料 ·················

虾仁 120 克
大米饭 1 碗
葱段适量
蒜末适量

调味料 ·················

糖 1/4 匙
生抽 1 大匙
米酒适量
盐适量

小常识

新鲜的虾头尾完整，紧密相连，虾身较挺，有弯曲度。将虾的肠泥挑出，剥除虾壳，然后洒上少许酒，沥干水分，再放进冰箱冷冻保存。

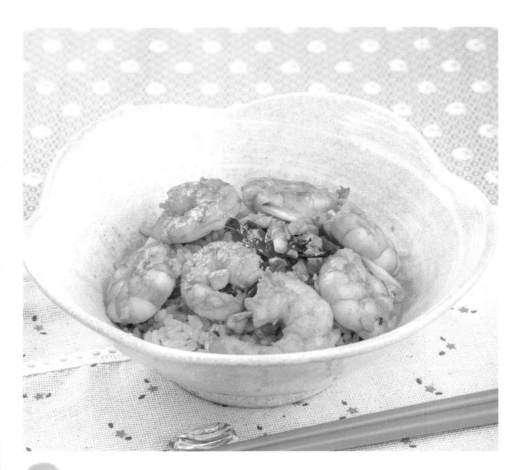

做法

1 虾仁、葱段洗净，沥干。

2 葱段下锅爆香，加入蒜末、虾仁快炒，倒入少许米酒、生抽、糖调味；再加入少许水，煮沸后，滤出汤汁备用。

3 将白饭加热，倒入虾汤汁拌匀，让米饭吸收汤汁后，铺上虾仁与青葱即完成。

适合：产后第四周的妈妈

当归枸杞面线

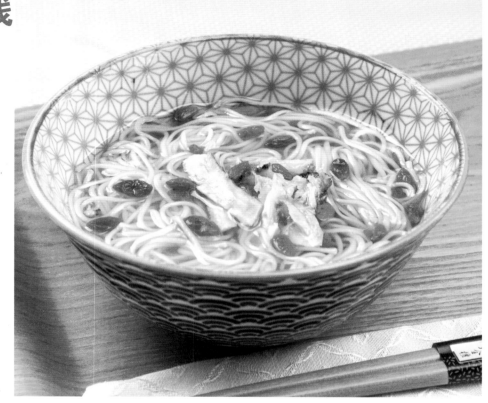

原材料 ·

面线 30 克
当归 5 克
枸杞 5 克

调味料 ·

芝麻油适量
盐适量

小常识

枸杞四季皆宜，可像普通食品一样加入茶水、粥饭、羹汤、菜肴里，一起食用。不过枸杞在食用前一定要泡水并洗净，以免残留杂质。

做法

1 面线放入沸水中，煮熟后捞起备用。
2 砂锅中加入水、当归、枸杞，煮至沸腾且药材味道出来后，放入面线，煮至沸腾，滴入芝麻油，加盐调味即可。

适合：产后第四周的妈妈

十全大补汤

原材料 ·················

鸡 1 只　　　川芎 10 克
党参 15 克　　熟地黄 15 克
白术 2 克　　白芍 15 克
茯苓 15 克　　黄芪 15 克
炙甘草 10 克　肉桂 2 克
当归 15 克

调味料 ·················

盐适量

小常识

此汤主治面色萎黄，
倦怠食少，头晕目眩，神
疲气短，心悸怔忡，自汗
盗汗，四肢不温，舌淡，
脉细弱；以及妇女崩漏，
月经不调，疮疡不敛等。

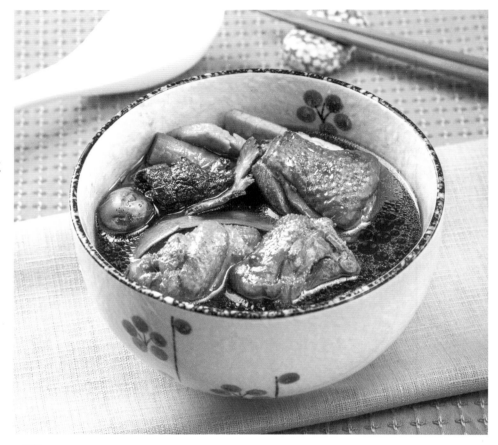

做法

1 鸡肉洗净，去掉油脂，并切块；药材清水冲净，放进棉布包扎好。

2 将十全药材棉布包，放进锅中，先以大火炖煮，将 3 碗水熬成 1 碗水。

3 锅中放入鸡肉和药汁，加入水至淹过食材，大火煮沸，再转小火续炖 1 小时，起锅前加盐调味即可。

适合：产后第四周的妈妈

玉米笋炒甜豆

原材料

玉米笋 50 克
甜豆 30 克
蒜末适量

调味料

盐适量
米酒少许

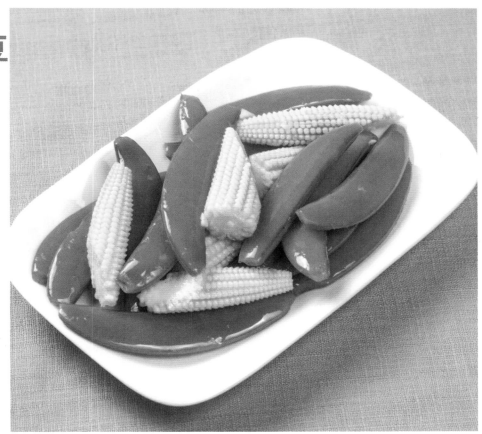

小常识

玉米笋含有丰富的维生素、蛋白质、矿物质，营养含量丰富；并具有独特的清香，口感甜脆、鲜嫩可口，跟玉米同样美味，热量却更低。

做法

1 玉米笋洗净；甜豆拔去粗丝，洗净后斜切一刀，备用。
2 热油锅，放入蒜末爆香，再放入玉米笋、甜豆拌炒均匀，加入米酒、少许水，盖上锅盖。
3 以中火焖煮至汤汁略微收干后，加盐调味，炒匀即完成。

适合：产后第四周的妈妈

山药木耳炒核桃仁

原材料 · · · · · · · · · · · · · · · · ·

山药 100 克
黑木耳 3 朵
核桃仁 30 克
白芝麻适量

调味料 · · · · · · · · · · · · · · · · ·

白糖少许
盐少许

小常识

核桃中含有亚油酸和大量的维生素 E，可提高细胞的生长速度，是滋补的好食品。但要注意不可过度烹调，以免流失其中的营养成分。

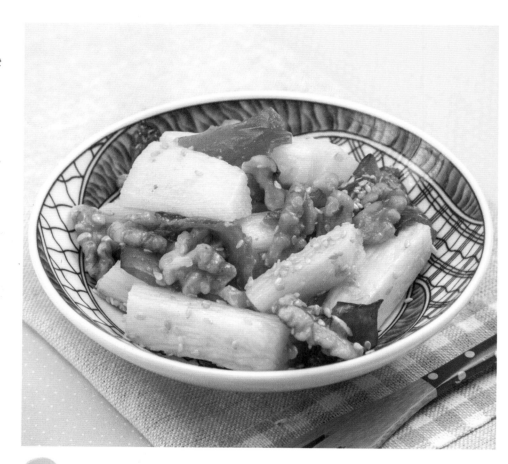

做法

1 山药洗净，去皮切长条状；黑木耳洗净，切小块；核桃仁用手掰成小块，备用。

2 热油锅，放入山药、木耳拌炒，加少许水，盖上锅盖。

3 以中火焖煮至山药变软后，打开锅盖，放入核桃仁、白糖、盐快速炒匀，起锅前撒上白芝麻即完成。

适合：产后第四周的妈妈

牛肉炒西蓝花

原材料

牛里脊肉 80 克
培根 50 克
西蓝花 100 克
蒜末适量

调味料

盐适量

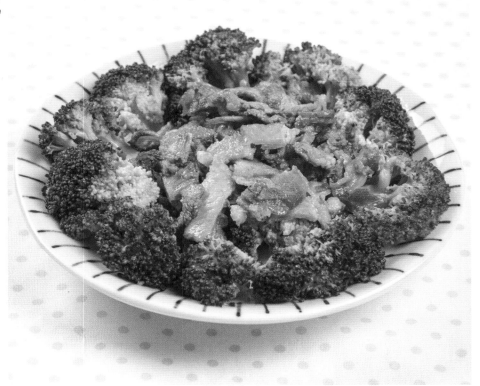

小常识

牛肉当中还有人体所需的锌，可强化免疫系统的功能，有助产妇伤口恢复。并会促进子宫收缩，协助产妇排恶露，但牙齿不好的产妇要避免食用。

做法

1 西蓝花撕小朵，洗净；牛里脊肉洗净切丝；培根切约一指宽大小。

2 烧一锅开水，加少许盐，放入西蓝花汆烫，捞起备用。

3 起油锅，牛肉丝炒熟后起锅备用；留锅底油，加入蒜末，再放入培根煎至微焦，接着放入牛肉丝和西蓝花翻炒 1 ~ 2 分钟，均匀后，再加少许盐调味即可。

适合：产后缺乳的妈妈

海带猪蹄汤

原材料

猪蹄 1 只
干海带 100 克
枸杞适量
葱段适量
姜片适量

调味料

米酒适量
盐适量

小常识

　　猪蹄还富含钙、铁等矿物质，产妇摄取的营养充足，乳汁中营养也多，可促进婴儿发育。猪蹄最好趁新鲜时制作成菜，放冰箱冷冻约可保存 1 周。

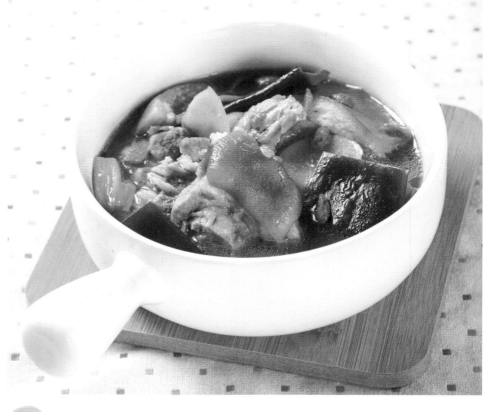

做法

1 猪蹄洗净，剁成大块；海带泡水，切片。
2 烧一锅开水，加少许盐，放入猪蹄氽烫去血水，捞起备用。
3 锅中的水煮滚后，放入葱、姜片及海带，再将猪蹄放入，加盐、酒及枸杞，盖上锅盖，转小火焖煮20 ~ 30 分钟即可。

适合：产后缺乳的妈妈

猪蹄通草汤

原材料 · · · · · · · · · · · · · · · · ·

猪蹄 1 只
通草 2 克
白芍 5 克
葱白适量

调味料 · · · · · · · · · · · · · · · · ·

米酒适量
盐适量

小常识

猪蹄有壮腰补膝和通乳功效，可有效改善肾虚所致的腰膝酸软和产妇产后缺少乳汁的症状。而且多吃猪蹄，对于女性还具有丰胸作用。

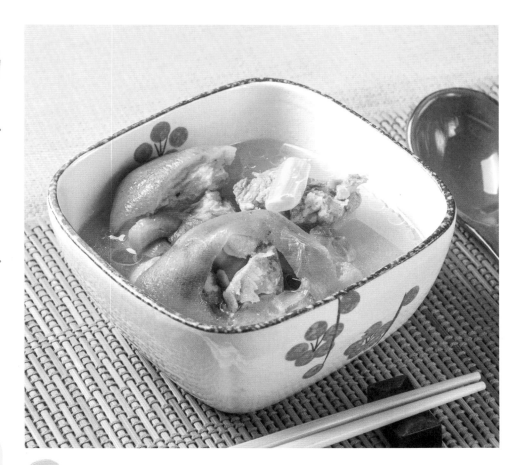

做法

1 猪蹄洗净，切块；所有药材洗净，放入纱布袋中备用。

2 烧一锅开水，加少许盐，放入猪蹄汆烫去血水，捞起沥干备用。

3 将装有药材的纱布袋，连同猪蹄、葱白放入水中开大火煮滚后，加入米酒，再转小火慢炖 90 分钟。

4 起锅前，取出纱布袋，并加盐调味即可。

适合：产后贫血的妈妈

枸杞猪肝

原材料

猪肝 200 克
枸杞 0.5 小匙
姜丝 1 小匙

调味料

淀粉 1 大匙
芝麻油 1 小匙
生抽 2 大匙
白糖 1 小匙
米酒 1 大匙

小常识

新鲜的猪肝呈鲜红色，用手按压坚实有弹性，有光泽，无腥臭异味。猪肝买回后，最好当天吃完，如放入冰箱冷藏，可保存 2 ~ 3 天。

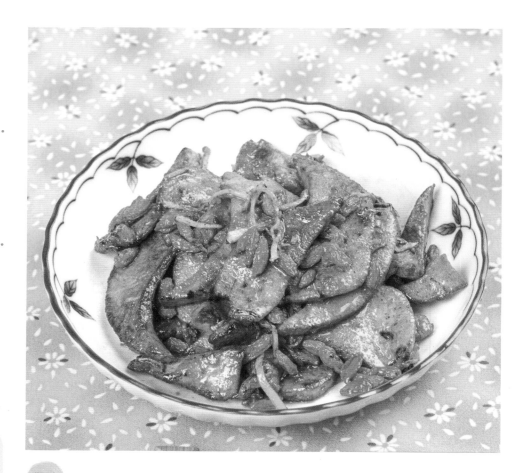

做法

1 猪肝洗净切厚片，均匀裹上一层淀粉；枸杞洗净，泡水备用。
2 热油锅，放入姜丝爆香，再倒入猪肝翻炒，接着加入芝麻油、生抽、糖和米酒、枸杞拌炒均匀，炒熟即可。

适合：产后疼痛的妈妈

地黄老鸭煲

原材料

老鸭 1/4 只　　枸杞 10 克
生地黄 25 克　　葱段适量
淮山 15 克　　姜片适量

调味料

米酒适量
盐适量

小常识

　　鸭肉具有养胃滋阴、清肺解热、大补虚劳、利水消肿功效，用于辅助治疗咳嗽痰少、咽喉干燥、阴虚阳亢之头晕头痛、水肿、小便不利。

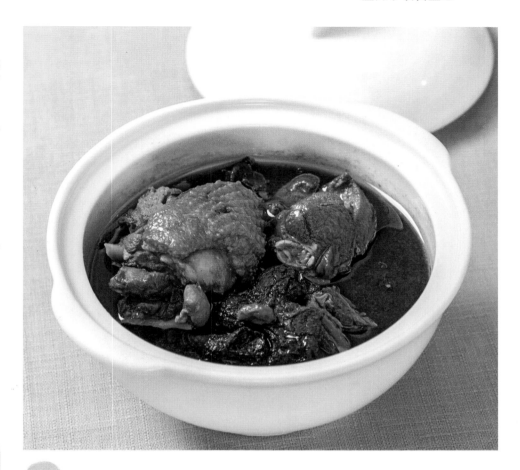

做法

1　鸭肉洗净，切块；将中药材洗净，沥干。
2　水开后将中药材及鸭肉一起放入锅内，加水、盐、姜、葱段，转小火煲约 1 小时，直至鸭肉熟软，起锅前加盐、米酒调味即可。

适合：产后便秘的妈妈

南瓜蒸百合

原材料

南瓜 100 克
百合 10 克
红枣 8 颗

调味料

糖 1 大匙

小常识

南瓜中富含维生素
A，能加快细胞分裂速度，
刺激新细胞的生长。含有
丰富的钴，能活跃体内新
陈代谢，促进造血功能，
参与维生素 B_{12} 的合成。

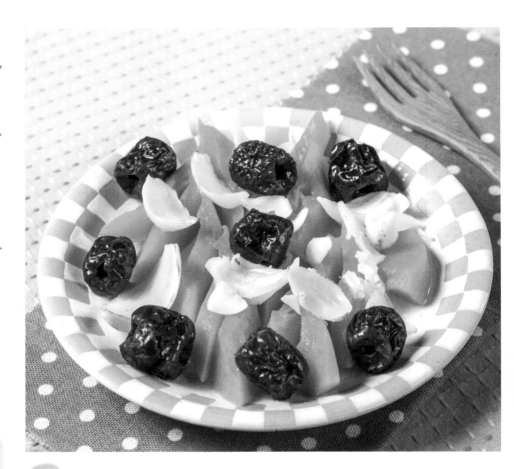

做法

1 南瓜去皮去籽，切块；红枣洗净，泡软；百合洗净，去掉褐色的部分。

2 将南瓜铺于盘底，百合撒在南瓜上，再放入红枣，最后撒上白糖。

3 将盘子放入蒸锅，大火蒸熟，再转小火继续蒸约 15 分钟即可。

适合：产后滞经的妈妈

参芪四物汤

原材料

鸡 1 只　　　白芍 15 克
人参 5 克　　川芎 10 克
黄芪 3 片　　桂枝少许
当归 15 克　　枸杞适量
熟地黄 15 克

调味料

盐适量

小常识

　　四物汤最主要的作用是补血、养血，头发生长与精血盛衰有关，所以肾气充盛的人，头发就乌黑浓密有光泽，血气充足的人，头发就能浓密而秀美。

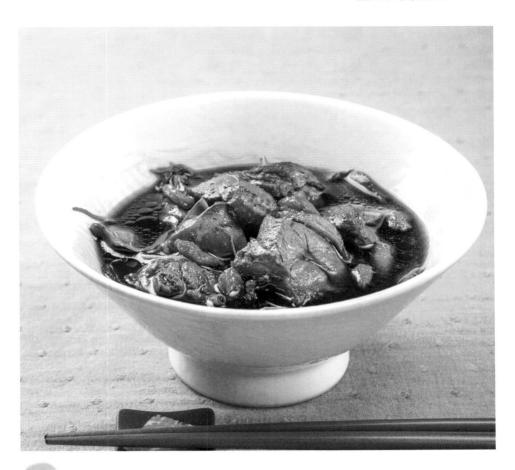

做法

1 鸡洗净，切块；中药材洗净，沥干，并将桂枝放入纱布袋中。
2 锅中加水，放入所有原材料，以大火煮滚后，再转小火熬煮 2 个小时，最后加盐调味即可。

Part6
育儿大小事宜忌

　　照顾自己的宝宝时，很多妈妈并不会完全依照书本上的方法；在自己与宝宝的接触中，他们会发现"自己育儿的独特方法"，这正是"自家的育儿方法""我的保育方法"，同时也是照顾小孩的真正乐趣所在。这意味着，在个性不同的婴儿和个性不同的大人形成的组合中；人们会创造出自己的相处之道。也就是说；在育儿和保育中，培养观察小孩的直觉和接获小孩发出之信息的感受性是最重要的。虽然如此，照护宝宝的基本常识还是不可少的，了解最基础照护宝宝的宜忌，才能轻松的养育新生儿。

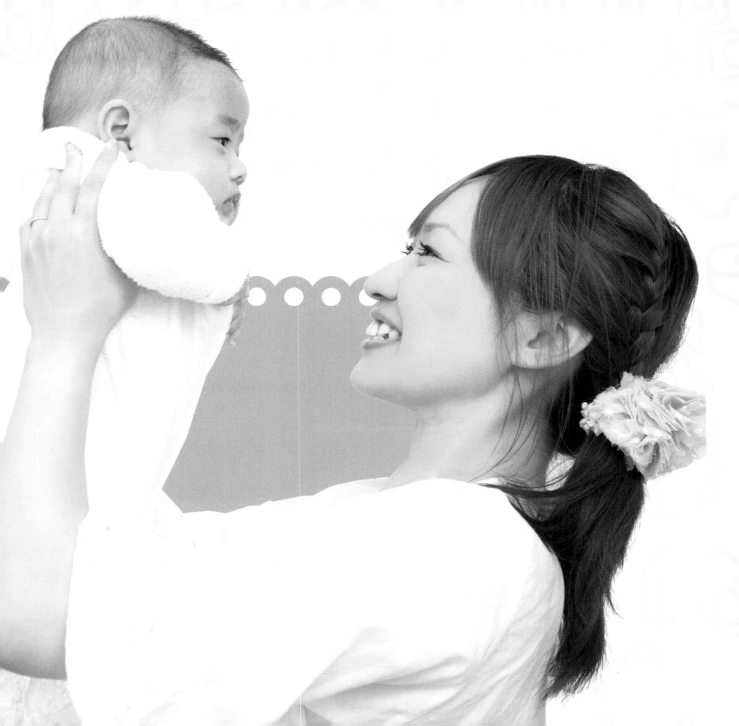

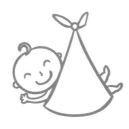

新生儿日常照护宜忌

很多新手爸爸、妈妈只要一听到宝宝哭泣，就会紧张，不知道该如何处理。只要清楚新生儿的日常照护知识，就能避免慌乱的状况发生。

安抚哭闹的新生儿

1.喂奶

在未满月时，饥饿可能是新生儿啼哭的主要原因，而喂奶是最有效的安抚方法，这就意味着白天与夜晚都要经常喂奶。

2.拥抱

经常拥抱他，拥抱是新生儿所需要的充满爱的身体接触，这能使他安静下来，停止啼哭。当你直着抱起他，让他靠在你的肩膀上或者面向你的手臂时，便安静了，他可能是因为肠中有气而哭起来。如果他是因为被亲戚朋友抱来抱去而哭，那代表此时他只需要熟悉的爸爸或妈妈安静地抱他一会儿。

3.把婴儿用包巾包好

用一条围巾或毯子把婴儿牢牢包好，两头折放在他身体下面，形成一个整齐的包，这样会使他舒服，感到安全稳固。

4.有节奏地轻拍婴儿

拍婴儿与按摩婴儿背部或腹部常常能使他安静下来，而且可帮他排气，当给他换尿布时，双手的抚摸也常常能安抚他安静下来。

抱新生儿的方法

新生儿的身体很柔软，尤其是颈部与脊椎，自己根本不能抬起头或转动头部，只能依靠照顾者或母亲的帮助完成转动。

1.喂奶时的抱法

轻轻地将婴儿的头放在左胳膊弯中，左手臂拦住婴儿的头颈部，左手掌放在婴儿的背部或腰部。右手臂放在婴儿的腿部，右手掌托住婴儿的屁股。

2.洗头时的抱法

用左手手掌托起婴儿的头部，将婴儿夹在腋下，托住头部的这只手臂的肘部可夹住婴儿的小屁股（借助髋关节的力量），另一只手为婴儿洗头或做其他护理。

3.和婴儿玩时的抱法

把婴儿放在双腿上，用手托住婴儿的头颈部，就可以逗着玩了，也可以把婴儿放在腿上，头放在左、右手的任何一边，再逗着玩。

4.平时的抱法

新生儿抱于手臂中，左手臂弯曲，让新生儿的头躺在左臂弯里，右手托住新生儿的背和臀部，右臂与身子夹住新生儿的双腿，同时托住新生儿的整个下肢体。

不要抱着新生儿睡觉

新生儿一哭，有的母亲和照顾者就赶紧跑来哄一哄，即使睡觉的时候也要把新生儿抱在怀里。这样，日久天长，使新生儿养成了不抱不睡的坏习惯，这对母子健康都是不利的。

更重要的是，新生儿初到人间，从此时起就要让他养成良好的睡眠习惯。让新生儿独自躺在舒适的床上睡觉，新生儿不仅睡得香甜，而且有利于心肺、骨骼的发育。如果经常抱着新生儿睡觉，不仅会让新生儿睡眠不深，醒时精神不佳，影响睡眠质量；而且使新生儿身体不舒展，身体各部位的活动，尤其是肢体活动受到限制，不灵活，不自由，全身肌肉得不到放松休息。此外，新生儿在大人身边睡觉，还不利于新生儿呼出二氧化碳和吸进新鲜空气，影响新生儿的新陈代谢，也不利于新生儿养成独立生活的习惯。

新生儿不要睡摇床

当宝宝哭闹或睡不安稳时，一些心急的妈妈或照顾者便将宝宝放在怀中或放入摇篮里摇晃，殊不知这个动作对宝宝十分有害，因为摇晃使新生儿的大脑在颅骨腔内震荡，未发育成熟的大脑会与较硬的颅骨相撞，造成脑组织表浅静脉破裂，引起"婴儿摇晃症候群"，轻者发生癫痫、语言障碍、学习障碍、动作发育迟滞，严重者可能会出现脑水肿、脑组织坏死而危及生命。如果婴儿睡不安稳时，可以放在床上，母亲或照顾者轻轻拍打，并哼着小曲，可以促进婴儿睡眠。

新生儿可穿防踢被睡觉

防踢被既可以给婴儿提供一个舒适、宽松的生活环境，保暖性好，不会被婴儿踢开，又不影响婴儿的四肢活动，解除了家长的后顾之忧，而且简单易做，同时在市面上也可以买到。因此，我们提倡新生儿用防踢被。

新生儿不要睡电热毯

冬季有的家长怕新生儿冷，使用电热毯以保持被窝适宜的温度。这是十分危险的，不能这样做。电热毯温度无自动控制，一旦忘记关掉电源，是十分危险的。因为新生儿体温调节能力差，保暖过度与寒冷一样对新生儿不利。高温下新生儿身体水分流失增加，若不及时补充液体，会造成新生儿脱水热而影响健康，严重的甚至可致死亡。适宜的保温对刚出生的婴儿很重要，对早产儿尤其重要。在医院分娩的早产儿多睡在保温箱内，在家里通常采取添加衣被或开恒温空调等方式保温。

不要包捆新生儿睡觉

有的父母为使自己的新生儿避免长成O形腿，在新生儿出生后，用布带把新生儿两腿拉直捆好，再把两臂贴在身体两侧固定好，并认为这样新生儿睡得香甜，不会受惊吓。捆住新生儿的手腿，限制了新生儿的肢体活动，固定的姿势使肌肉处于紧张状态，这不仅会妨碍新生儿的正常发育，还会导致疾病的发生，如热疹、出湿疹等，同时，被捆住腿的新生儿平时一动也不能动，血液循环较差，减弱了新生儿对疾病应有的抵抗力。

新生儿不可开灯睡

有的母亲为了方便照顾新生儿，就开灯睡觉，这对母子睡觉都不利。整夜开灯睡觉不仅影响宝宝的睡眠，还可能增加长大后患近视眼的机率。因为婴儿的神经系统尚处于发育阶段，适应环境的调节能力较差，卧室内通宵亮着灯，势必改变了人体适应昼明夜暗的自然规律，从而影响宝宝正常的新陈代谢和生长激素的分泌，会减慢发育生长速度。照顾者要按时关灯，夜间需要开灯时再打开。

抱新生儿做日光浴

阳光给予人类巨大的恩惠。太阳的照射中含有紫外线，对身体非常有益。对于婴儿来说，紫外线可以促进骨骼的发育，塑造强健的骨骼，可预防骨骼发生病变。因为紫外线一接触到皮肤，体内就会形成维他命D，促进钙的代谢。不仅如此，太阳光还可加速皮肤的血液循环，促进新陈代谢，增强皮肤的抵抗力，也可预防感冒。

但是，湿疹严重的婴儿在强烈日光的照射下反而会更加恶化，紫外线皮肤炎就是这种情况。湿疹情况严重的婴儿，应避免进行长时间的日光浴，或者暂时不要直接与阳光接触。

日光浴可在出生后一到两个月开始进行。让婴儿习惯室外的空气，走出去直接与阳光接触，因为透过玻璃的日照效果不佳。最初可从五分钟开始，逐渐扩展与阳光接触的范围，脱掉婴儿的衣服，让他的胸部和背部都能充分接受到阳光的洗礼，但要避免脸和头部直接与太阳光接触。目标是延长到三十分钟左右，夏季可以稍短一点，或待在树荫下也有相同的效果。

如果发觉婴儿的皮肤颜色转为苍白，可能是太冷，可设法为他挡住风，或者缩短在外的时间；如果脸上出现红晕，也最好停止。结束后记得让婴儿喝果汁、开水、麦茶等补充流失的水分。

不要让新生儿睡枕头

月子里的宝宝脊椎基本是直的，头相对较大，几乎与肩同宽，平卧时，后脑勺和背部处于同一平面，因此没有必要使用枕头。也可用成年人的洗脸毛巾迭成四折当枕头用。

对于溢奶的宝宝来说，也不能用加高枕头的办法解决，应让婴儿侧卧，把上半身垫高些。宝宝到三个月会抬头时，脊椎颈段出现凸高前面的颈曲，才可以用适宜的枕头。

注意新生儿腹部的保暖

新生儿出生后，肠胃就不停地蠕动着，当新生儿腹部受到寒冷刺激时，肠蠕动就会加快，内脏肌肉强烈收缩，因而发生阵发性疼痛，新生儿就会出现一阵阵啼哭、喝奶减少、腹泻、便稀，若婴儿腹部疼痛加剧，则会表现为烦躁不安，啼哭不止。

因此，母亲、照顾者要注意新生儿平时的腹部保暖，即使夏天气候炎热，也应防止新生儿腹部受凉，不要让新生儿睡觉和玩耍时光着身子，最好帮新生儿围上肚围，冬天宜给新生儿穿肚衣护腹。

除此之外，新生儿在前三个月容易出现肠绞痛的症状，目前这种状况没有具体可以解决的方法，只能想办法让宝宝觉得舒适一些，过了前三个月之后，这种症状就会慢慢的消失。

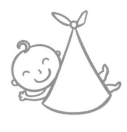

新生儿喂养宜忌

如果不是属于不适合喂养母乳的妈妈，建议一定要让宝宝喝母乳，母乳的营养对新生儿来说是最好的。但如果真的无法哺喂母乳，也可让宝宝喝与母乳营养相近的配方奶。

依照新生儿的需求哺乳

新生儿要按需求哺乳。这是因为新生儿胃容量很小，1天大的新生儿胃容量只有5毫升，第4～5天约25毫升，第7天也不过50毫升。

由于新生儿早期吸吮力弱，每次吸入的奶量很少，而宝宝却未能吃饱，或者由于疲劳吸几口就睡着了，但没睡多久，又因饥饿而啼哭，若妈妈因未到规定的间隔时间不再喂奶，母亲分泌的乳汁会由于未被宝宝吸空，久而久之，便会使乳量分泌减少。

传统习惯一直是沿用按需哺乳，也就是只要新生儿饿了，想吃就给予哺乳，如果新生儿睡得很香，即使超过3小时，也不必特意弄醒哺乳。

这种方法符合新生儿生理特点，使其不再因饥饿而啼哭，营养也得到了保障。实验证明，每天喂奶6次，平均日分泌乳汁325毫升，每天喂奶1～2次，平均每天分泌乳汁725毫升，有利消除胀奶，婴儿也会得更多的奶喝。随着小婴儿月龄增长，可逐渐养成平均3小时喂奶1次的规律。1次喂奶时间，最初可以12分钟，以后逐渐延长，最终标准为15～20分钟。如喂奶时间过长，婴儿会养成边喝奶边玩的习惯，不利于吃饱。

疏通太硬的乳房

开始哺乳的第四天左右，乳汁中的脂肪含量逐渐增高，奶量也日渐充沛。慢慢地开始感受到乳房明显地变硬了，而且觉得不舒服，这是乳汁满盈的缘故。新生儿这时会觉得乳房太硬，难以适应，甚至吸吮不到乳头。为帮助婴儿尽快适应新情况，喝到乳汁，同时也可以帮助母亲消除乳房太硬，减轻不适，照顾者要帮忙处理。

1.热敷、按摩

新生儿喝奶之前，母乳妈妈或照顾者先用一块温湿毛巾敷乳房几分钟，使乳房变软，或用手轻轻按摩乳房，试着压出一些乳汁，以减轻肿胀，并帮助新生儿把乳头放入口中，过一会儿婴儿就会吸吮了。

2.矫正乳头

乳头扁平不突出的，照顾者要利用真空拔罐和用手提拉方法纠正。

3.上推乳房

把新生儿放到乳房前面时，将乳房轻轻往上推，这样能使乳头突出，新生儿就可以把乳晕含在嘴里吸吮，很快就可以吸到乳汁。

不宜哺乳的母亲

❶ 患艾滋病的母亲：人类免疫不全病毒（HIV）反应阳性或艾滋病（AIDS）妈妈建议不宜哺乳。

❷ 进行化学治疗的母亲：正接受化疗或放射性药物治疗的癌症患者，因药物具严重副作用且会分泌到乳汁，故不宜哺乳。

❸ 患精神疾病的母亲：服用抗焦虑、抗忧郁等药物的母亲，虽然药物在奶水中的浓度低，但若哺乳的妈妈长期使用该类药物，仍要注意其对宝宝中枢神经的影响，建议不宜哺乳。

患病母亲哺乳的注意事项

❶ 患有结核病的母亲：开放性肺结核在未治疗前会经由亲密接触传染，母亲在按时服药两周或2周以上后就可正常哺乳，这段期间母亲仍需将奶水挤出来，以维持泌乳。

❷ 患肝炎的母亲：国内常见的B型肝炎、C型肝炎，经台大医院妇产科与小儿科合作研究，已证明在乳汁中的病毒含量非常低，哺乳不会对婴儿造成影响。

❸ 患急性传染性疾病的母亲：呼吸道、肠胃道受到感染的母亲，常在症状出现前即传染给宝宝，持续哺喂母乳，可以将母体内的抗体传给宝宝，减轻宝宝生病时可能产生的症状。

❹ 患泡疹病毒的母亲：除非乳房上有病兆，若无仍可持续哺喂母乳。

❺ 患水痘的母亲：只要哺乳妈妈没有传染性（水泡皆结痂）后，即可持续哺喂母乳。

母乳保存方式与保鲜期限

挤出的母乳可装于储乳瓶内或是市面上经灭菌的集乳袋中。无论将母乳存放在哪种容器里，都要记得必需预留空间勿装得过满，因为液体类的东西经冷冻后将会膨胀，膨胀后不仅会破坏储乳容器，也不易解冻。容器外瓶要贴上标签，注明母乳挤出的日期及容量，提醒瓶喂者该份母乳的保存期限。母乳的简易保鲜期限，只需要记住"三三三原则"，意思是说如果当下挤出来的新鲜母乳在室温中可摆放三个小时；放入冰箱冷藏可保存三天，冰入冷冻库可存放三个月。

哺乳器具要消毒

瓶喂所使用的奶嘴、奶瓶一定要消毒。这是因为牛奶很容易被细菌污染，当新生儿喝过奶之后，奶瓶的底部、奶嘴等部位，都会残留一些乳汁，残留乳汁极易滋生细菌，而一般的洗涤方法难以将乳汁清除干净、将细菌消灭，这样就会引起婴儿腹泻，而反复腹泻会使新生儿生长发育受到严重影响。

每天将使用过的奶瓶集中在一起，用海绵奶瓶刷刷干净。最好选用蒸气消毒锅，在替新生儿喂奶之前，用干净的夹子取出一个奶瓶和奶嘴。喂奶之后，将用过的奶瓶放在一旁，待下次消毒后，方可再拿来喂婴儿。

消毒方法为：先用肥皂清洗双手，在消毒锅的盛水盘加入八分满的水，准备加热。将欲消毒的物品置于锅中，放入消毒锅内煮5～10分钟。最后将消毒的奶瓶放置于干净的地方晾干，再倒入奶喂新生儿。

混合喂养的安排

有的妈妈乳汁分泌不足，不能喂饱婴儿，就要在吸母乳的同时，喂新生儿一些配方奶粉，称之为混合喂养。

妈妈应根据自己的奶量，来决定每天添加配方奶的次数。每次喂配方奶粉的量，可根据婴儿的食量而定，宝宝喝奶的标准依照体重判断。

每天应喝奶的奶量是以平均每千克喝150毫升为计算标准，例如：小宝宝体重4千克，1天应该喝奶量150毫升乘以4千克等于600毫升；每餐应喝奶的奶量是以每天喝奶的总奶量除以餐数，例如：小宝宝体重4千克每天总奶量为600毫升，一天喝6餐，每餐的奶量为600毫升除以6餐等于100毫升。

如果满月后妈妈外出工作或白天上班无法喂奶，可以每天喂数次配方奶代替母乳。但妈妈上班或外出时仍应按时将乳汁挤出或用吸乳器吸空，可以保持乳汁的分泌。

混合喂养应注意的事项

❶ 每次应先喂母乳，让新生儿把乳房吸空后，不足部分用配方奶补充，能喝多少就哺喂多少。因为新生儿先喝了较甜的配方奶，就不愿喝母乳，这样就不能使乳房乳汁排空，影响乳汁分泌。另外，混合喂养最好不要一顿全部喝母乳，另一顿全喝配方奶。

❷ 要注意严格按照配方奶包装上的说明，为婴儿冲调，不要随意增减浓度。

❸ 不要随意更换奶粉的品牌，新生儿的肠胃发展不完全，适应奶粉需要一段时间，若随易更换，很有可能造成宝宝的不适，甚至会拒绝喝奶。

为新生儿测量体重的方法

新生儿出生时体重的正常范围为2500~4000克，低于2500克为低体重儿，大于4000克为巨婴。新生儿出生后会因为生理性脱水的关系，减少出生时百分之五至十的体重，其原因为胎便、小便的排出、摄入量少，以及水分经皮肤的蒸发和肺的呼出而导致。

一般出生一至两天后体重丧失最多，出生第四天体重会到达低点，经过七至十天的喂养，就会恢复到出生的体重。在正常的状况下，出生到三个月，每天增加25~35克。一般而言，四个月为出生体重的两倍；一岁为出生体重的三倍。

一般家庭没有婴儿体重计，居家测量新生儿体重的方法是：可先秤量照顾者抱着婴儿站在电子体重计的重量，再单独秤照顾者的体重，用第一个重量减去照顾者体重后，再扣除婴儿衣服、尿布等的重量，即为婴儿体重。

新生儿的体重可对照卫生福利部国民健康署编印的《儿童健康手册》中的"儿童生长曲线百分位图"，按其对应的百分位置，就可以知道婴儿的体重在同年龄宝宝中的位置。

一般而言婴幼儿之生长指标若落在第九十七及第三百分位两线之间均属正常，否则就要考虑该项生长指标有过高或过低之情形。照顾者和家长要注意的是，婴幼儿的成长是连续性的，除观察个别年龄的落点外，也应注意生长曲线的走势，如果各时期曲线变化超过上下一个区间时，需请医师做专业的评估检查。

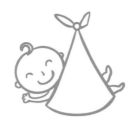

新生儿常见症状的预防与治疗

一些新生儿常见的症状，像是黄疸、鹅口疮、尿布疹等，如果护理得当，大部分都可以很快痊愈，有些症状也可以提前预防。

要了解新生儿黄疸

大约百分之八十以上的新生儿在出生后2~3天会出现皮肤轻度泛黄，这是新生儿期常见的一种现象，如果新生儿一般情况良好不伴有其他症状，一般称为生理性黄疸。正常足月新生儿的黄疸在出生后7~10天消退。

还有一种为母乳黄疸，即婴儿出生后黄疸持续至1个月未见消退，也未见进一步加深，当停止哺乳后黄疸较快地消退，故无需治疗。

另一类情况在医学上称为病理性黄疸，其特点为：

① 黄疸出现时间过早（例如在出生后24小时内发生黄疸），进展迅速，开始出现时轻度黄染，在24小时内黄疸明显加深。最常见的是由于母子血型不相配所造成的溶血性黄疸。

② 黄疸已消退后又重复出现或者黄疸在消退的过程中又见加深。例如在生理性黄疸消退的过程中得了败血症，或者患有肝炎综合症。

③ 新生儿出生的最初阶段一切正常，但以后解出的大便为陶土色而不是金黄色，或有时大便外面金黄色而切开后中间为陶土色，此种情况提示可能是先天性胆道疾病所引起。随着时间的延长，皮肤油黄色转为黄绿色，肝明显肿大，腹部显得膨隆。

判断是否为病理性的黄疸，只要注意观察以下几点就能够分辨：

① 新生儿出生后应密切观察其黄疸情况，发现黄疸应尽早治疗，并观察黄疸色泽变化。

② 注意观察新生儿的全身症状，有无精神萎靡、嗜睡、吮乳困难、惊恐不安、两目斜视、四肢强直或抽搐等症。以便对重症患儿及早发现及时治疗。

③ 密切观察心跳、心音、贫血程度及肝大小变化，以便早期预防和治疗。

④ 注意保护新生儿皮肤、脐部及臀部清洁，防止破损感染。

新生儿粟粒疹与婴儿型痘痘的护理

粟粒疹和婴儿型痘痘在新生儿中都非常常见。成因多为新生儿代谢较慢、皮脂分泌又旺盛，使其皮脂腺阻塞。在额头和鼻子上长出有如针头般突起的小白点就是粟粒疹；脸颊上若出现红色小小的丘疹并带点小脓疱就是婴儿型痘痘。

有些新生儿在出生2~3天就会长粟粒疹，通常出生一个月后就会自然消失，也不会留下疤痕。照顾时，只要保持患处干爽即可，不需额外涂抹药膏或乳液，以免加重症状。

新生儿鹅口疮的护理

有的新生儿口腔里，有时可见到白点分布在两侧颊黏膜和牙龈上，也可长在舌面或唇黏膜上，好发于六个月以内的新生婴儿，轻的只是散在白点，严重的融合成片很像奶垢，白片的基底部潮红，这在医学上称鹅口疮，是一种白色念珠菌生长引起的。

鹅口疮的治疗简单，一般医生会使用抗霉菌的药物来替宝宝治疗鹅口疮，这种抗霉菌的药物称为灭菌灵，多以粉末状的形式涂抹于患处进行治疗。在涂抹药物前，可拿棉花棒沾一小滴水，再去沾粉药擦在白点处即可。这种抗霉菌的药物直接涂抹在宝宝口腔患处可见的白色斑点薄膜上，一天擦4次，需配合医嘱持续治疗1周以上，切勿看到无患处即自行停药。

喂哺母乳的母亲若孩子患有鹅口疮，在哺乳前，更需要谨慎清洁乳头，以免造成霉菌感染。若发现乳头上有红红的斑点与脱屑的疑似感染症状，应在家人的陪同下就医，并请妇产科医师替妈咪开立抗霉菌的药物治疗为妥。另外，同样在喂宝宝的两餐中间于乳头抹药即可，这些药物多半对宝宝无甚大的影响。

新生儿脂漏性皮肤炎的护理

新生儿会得脂漏性皮肤炎，主要是受到体内残存的母体贺尔蒙所影响。脂漏性皮肤炎多见于头皮、眉心和鼻翼上，患处常布满黄色皮屑。新生儿的脂漏性皮肤炎为暂时性，只要母体贺尔蒙代谢完了，就会逐渐恢复光滑细致的肌肤。如果宝宝只是患部轻微脱屑，只要做好一般清洁，保持患部干燥即可。但仍要留心患脂漏性皮肤炎的新生儿，因为他还不会说话表达，搔痒时可能会不自觉地磨擦患处，特别留意别让患处破皮。

若皮屑增生太快，也可就医治疗。通常医师会开立一点点含有类固醇的外用药膏，此剂量很安全并不会影响宝宝的健康。记得擦药前，要先用温水清洁新生儿的皮肤，在患处轻轻抹上薄薄一层药膏，不要涂抹得过于厚重。

新生儿尿布疹的预防和护理

尿布疹俗称"红屁股"，是新生儿常见的皮肤病，早期表现为臀部皮肤发红，之后逐渐扩散至尿布所覆盖的皮肤，如臀部、外阴部、大腿内侧等，严重者出现一些小水泡、局部有渗液或糜烂，还会引发细菌感染。由于局部的疼痛和不适，患儿常常哭闹不安。应尽早发现，加以护理。

新生儿出现的尿布疹主要是由大小便对皮肤的刺激引起的。新生儿皮肤薄嫩，皮下的血管丰富，稍有摩擦或长时间接触排泄物，就极易发炎。新生儿大小便次数多，如不及时更换尿布，尿液里氨会刺激皮肤，时间稍长，皮肤就会发红形成红屁股。

预防的关键为勤换尿布，保护局部皮肤干燥、清洁。一般是每次喂奶前先换尿布，宝宝睡前、睡醒后换尿布，平时也应随时检查，及时更换。尿布要用细嫩柔软又透气的材质。另外，便后要用温水清洗臀部，轻轻擦干。

若已发现红屁股现象，轻者可在便后用温水洗净臀部，用柔软毛巾轻轻将水吸干，晾一下新生儿的屁股，使其自然干燥，红屁股就会自愈。较严重者，在清洁皮肤后，可在臀部擦含有氧化锌的药膏，一般每天涂擦4~5次，6~8天即可治愈。如果发现患处糜烂严重，或渗出发黄的组织液，可能已并发感染，应去医院治疗。

新生儿发热的护理方法

发热对于新生儿来说是常见症状，许多疾病都会引起发热。由于新生儿在生理上有许多特殊之处，所以父母不要随便给新生儿服药。例如若服用过量退烧药会导致药物中毒，伴有恶心、呕吐等症状，严重者会对新生儿的肝脏造成永久损伤。

新生儿发烧的定义为体温超过38.5℃，是一种正常的身体免疫反应，代表免疫系统正在发挥功能对抗入侵的病原，适度发烧可以增强免疫力，不一定要马上吃药退烧。

新生儿发烧后，可采用简单的物理性降温法。新生儿体温在38℃以下时，一般不需要特别处理，只要多喂些水就可以了。如果在38.5～39℃，护理时可降低室温和保持通风，将新生儿因发烧流汗而受潮衣服更换掉，然后给新生儿盖上较薄的被子，使新生儿的皮肤散去过多热量。

也可以让婴儿的头枕一个冷水袋或洗温水澡来降温。有些古老偏方会用"酒精擦澡"帮宝宝退烧，要记住用酒精擦澡会引起血管收缩，阻碍散热，而且若宝宝不慎吸入还有中毒之虞，因此不可使用此方法帮婴儿退烧。

在夏季降温过程中要注意给婴儿补充水分。这是因为新生儿在发烧的过程中会消耗掉一定的水分，因此要及时的补充。这里所介绍的仅是降温护理的方法。若新生儿持续高烧不退，还是要请医生检查新生儿发烧的原因，进行治疗。

新生儿腹泻的预防

新生儿腹泻是指大便次数多，粪便形状改变，变为稀薄或水样，含脂肪或带血丝。对腹泻的新生儿要特别注意粪便的形状，因为可以从粪便的形状初步判断腹泻的病因，粪便味臭、粪便稀水样、粪便有奶瓣为蛋白质消化不良；粪便蛋花汤样、泡沫多、酸味重、量多为糖类过多，消化不良；粪便伴有黏液、脓血是肠道感染引起的。新生儿的消化系统不够成熟，调节功能不稳定，腹泻的原因很多，常见成因如下：

1.喂养不当

喝配方奶的新生儿常见奶量增加太快，牛奶浓度泡得过浓等因素。

2.牛奶过敏

牛奶内的蛋白质是过敏原，喝奶后引起过敏反应，出现水泻或顽固性腹泻，从而造成营养不良。

3.肠道内感染

"病从口入"，尤其是瓶喂的新生儿，喝奶用的奶瓶、奶嘴和奶等若不注意清洁卫生，就可能被细菌污染，特别是夏天，奶容易变质污染。新生儿常见的肠道感染有大肠杆菌和轮状病毒。

4.肠道外感染

新生儿有许多病表现出肠胃道症状。这是因为病原毒素影响肠胃道分泌和功能。有的因胃肠症状严重甚至掩盖了主要疾病而造成误诊。此类全身疾病有上呼吸道感染、中耳炎、肺炎和败血症。

对新生儿腹泻要高度重视，防止腹泻引起脱水，若脱水严重会危及生命。一旦发现患儿脱水要及时送医院诊治。轻度脱水没有呕吐的婴儿可以口服电解质；严重脱水或伴有呕吐的要透过静脉注射补充水分。

对腹泻婴儿不要单喂凉开水或单喂葡萄糖水，这样不能改善脱水反而会加重症状。另外，对配方奶过敏引起的腹泻应停止配方奶喂养，改用水解蛋白配方奶粉。喂养不当要调整饮食，不必用抗生素，只有细菌引起的肠胃道感染性腹泻才要服用抗生素。

预防新生儿腹泻的方法有以下：

❶ 提倡母乳喂养，母乳中的抗体可以防止新生儿腹泻发生。

❷ 喂母乳之前，每次要把奶头用清水擦洗干净。

❸ 喂者应逐渐增加奶量，配方奶应用70℃以上的开水冲泡，奶瓶、奶嘴每天要煮沸消毒，消毒后才能用。

❹ 护理新生儿前必须用肥皂洗手。

新生儿便秘的护理

新生儿也会发生便秘。新生儿早期有胎便性便秘，是由于胎便稠厚积累，在乙状结肠及直肠内，排出量很少，如出生后72小时尚未排完，便可表现为腹胀、呕吐、拒奶，胎便排出后症状消失不再复发。如果随后又出现腹胀，这种顽固性便秘要考虑先天性巨结肠症。

新生儿便秘大多数发生在吃配方奶的新生儿，2～3天排便1次。如果婴儿排便并不困难，并且大便也不硬，新生儿精神好，体重也增加，这种情况就不是病，只是婴儿排便的一种习惯。如果排便次数明显减少，每次排便非常费力，并且排便后可能出现肛门破裂、血便，应及时处理。如果新生儿发生了便秘，可在小宝宝的肛门用棉花棒沾些凡士林刺激以帮助排便。切忌用泻药，因为泻药有可能导致肠道的异常蠕动而引起肠套迭。

帮新生儿喂药的方法

由于新生儿味觉反射尚未成熟，所以对于吃过的各种饮食味道并不太敏感，可把药研成细粉溶于温水中给婴儿喝。如病情较重可用滴管或吸管吸满药液后，将管口放在患儿口腔黏膜和牙床间慢慢滴入，并要按吞咽的速度进行，第一管药服后再滴第二管。如果发生呛咳应立即停止挤滴，并抱起患儿轻拍后背。

新生儿服药应注意，不可将药和乳汁混在一起喂，因为两者混合后可能出现凝结现象或者降低药物的治疗作用，甚至影响新生儿的食欲。

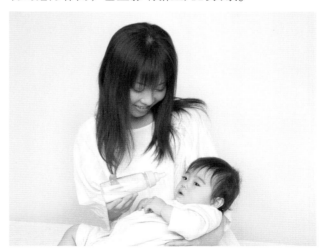

● 不可将药混在配方奶或母乳中一起喂，因为两者混合后可能出现凝结现象或者降低药物的治疗作用。

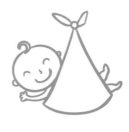

不同季节流行病的预防与照护

每个季节，都有流行的疾病，免疫力弱的新生儿，在昼夜温差较大的换季期更容易罹患各种疾病，因此要特别注意，小心预防，如果不小心感染了流行病，也要细心照护。

流感

流感是由流感病毒引起的上呼吸道感染，与感冒完全不同。流感多发生于天冷干燥的10月～4月之间。代表性的A型流感病毒最具传播力，容易爆发性地流行开来，而且每次流行时病毒的形态都会略微变异。患者在咳嗽、呼吸时传播给他人，以空气为媒介进行传播。

流感通常在经历1～4天（平均2天）潜伏期后突然出现症状。初期全身都会有所感觉，发烧、恶寒头痛、肌肉痛、食欲不振。婴儿多会表现出腿肚抽筋等症状或因疼痛而哭闹。这种症状通常持续3天左右。罹患流感后，体温将迅速升至38～40℃，高烧不退。

如果罹患以高烧和疲劳为主要症状的流感，最重要的就是充分地休息和睡眠。如有可以，应当中止所有事情，尽量减少带宝宝外出，使宝宝在家中好好休息。可以喂宝宝少量开水、大麦茶、果汁等，还可以利用加湿器或悬挂湿衣服来提高室内的湿度。

如果于流感发生前的9～10月份进行预防接种，80%可以有预防作用，需要每年都注射预防针。流感病毒极容易产生变异，第一年的预防针到了下一年就不再有效。因此，每年都需要注射新的药剂，成人注射一次，婴儿应注射2次。

过敏性鼻炎

过敏性鼻炎分为季节性肺炎和常年性鼻炎。季节性肺炎是多发生于换季期的肺炎，症状为清晨流鼻涕和打喷嚏。常年性鼻炎是慢性疾病，没有典型的肺发炎症状，看似感冒却终年无法痊愈。

过敏性鼻炎和感冒不同，打喷嚏症状严重，鼻涕是透明的。罹患鼻炎时，全身没有其他症状，但眼睛周围会发红，而且发痒。

如果罹患了过敏性鼻炎，最好不要在家里自行治疗，应当在发病后立即赶往医院，接受专业医生的治疗。因为，如果妈妈不加辨别就盲目地给婴儿喂止鼻涕的药物，很容易使过敏性鼻炎转化为慢性鼻炎。

医院通常使用抗组织胺剂进行治疗，不过，由于该药物有可能引起多种副作用，所以应当咨询专业医生，以确保安全。

如果宝宝天生是过敏性体质，就要限制摄取牛奶、鸡蛋、鱼、贝类、豆等容易引起过敏的食物。避免接触经常掉毛的宠物、布娃娃、尘螨或霉菌容易繁殖的地毯、毛织物或毛皮服装、被子等，室内还要避免种植花草。婴儿罹患食物过敏或异位性皮肤炎后，就等于已经跨入过敏性疾病的"大门"，应格外注意。

流行性结膜炎

又叫阿波罗11号眼病，春夏两季，容易在游泳池或浴池中传播。病原为腺病毒8型和19型，传染性很强，接触后经过1周左右才出现症状，因此，通常如果一个家庭中存在一位患者，在首次出现症状之前，全家都可能已经被传染。

症状表现为眼睛突然充血、泪多、发痒、眼屎多。眼睑下有沙粒般摩擦感，患病者会下意识地用手揉或眨眼睛。阳光或灯光的照射会感到刺眼。婴儿罹患此病时，通常会伴随着鼻涕、咳嗽、发烧、腹泻等类似感冒的症状。

发烧严重时，应先用解热剂降温，使宝宝充分地休息、平静。然后必须到眼科就医，医院通常会利用抗生素进行治疗，通常需要治疗2周以上。

流行性结膜炎传染性极强，不只会经由直接接触传染，还可能透过间接接触传染。这种菌是从手传染到眼睛，因此患者周围的人绝对不能用手触碰眼睛。

疟疾

被感染疟原虫的疟疾蚊叮咬后，会罹患疟疾。刚刚感染疟疾时很难发现，发作时会产生头痛、浑身刺痛、肌肉疼痛的症状，并伴有发烧。如果出现类似于疟疾的症状，就应立即去医院检查。平日里为了预防，可以设置纱窗，防止蚊子进入，在蚊子活跃的夜晚要关闭窗户和房门。要经常对垃圾筒、排水口等蚊子喜欢栖息的地方进行消毒，还要定期喷洒杀虫剂。

尽量避免到疟疾横行的地区旅行，如果一定非去不可的话，应当自旅行1周前开始，按照处方连续服用预防药，直到旅行结束归来后的第4周为止，尤其是家中若有新生儿，一定要小心的防范。

病毒性脑膜炎

病毒性脑膜炎的原因很多，最常见的是肠病毒。脑膜炎的发生规律不规则，但从趋势来看，4～5月之间，南方地区最先爆发脑膜炎，6～8月左右扩散至其他地区。气温较低的晚秋疾病逐渐消失。多见于1岁～9岁之间的小孩，男婴的发病率为女婴的2倍左右。

罹患病毒性脑膜炎后，早期会出现喉咙疼痛、咳嗽、流鼻涕等轻微的咽喉炎及呼吸器官的症状。婴儿不愿意吃饭，显得烦躁不安、呕吐，随后出现腹泻等消化器官的症状，全身出疹。此外，还伴有发烧和头痛症状，严重时脖颈变得僵硬并引发痉挛。但是不足1岁的婴儿不会出现明显的神经症状，家长难以自行判断。

因肠病毒引起的脑膜炎，父母难以自行判断，因此必须接受专业医生的诊断。最普遍的治疗方法是服用解热镇痛剂，减轻发烧和头痛带来的痛苦。应当避免喂牛奶等乳制品和含糖量多的食物，可以随时喂容易消化的食物和电解质溶液、大麦茶等。但是，如果症状加重，就必须住院治疗，接受脑脊髓液检查，并喂大量的水以防止脱水。

病毒性脑膜炎没有预防方法。在脑膜炎高发期，应尽量避免到人多处，要常换衣服，常洗手脚。

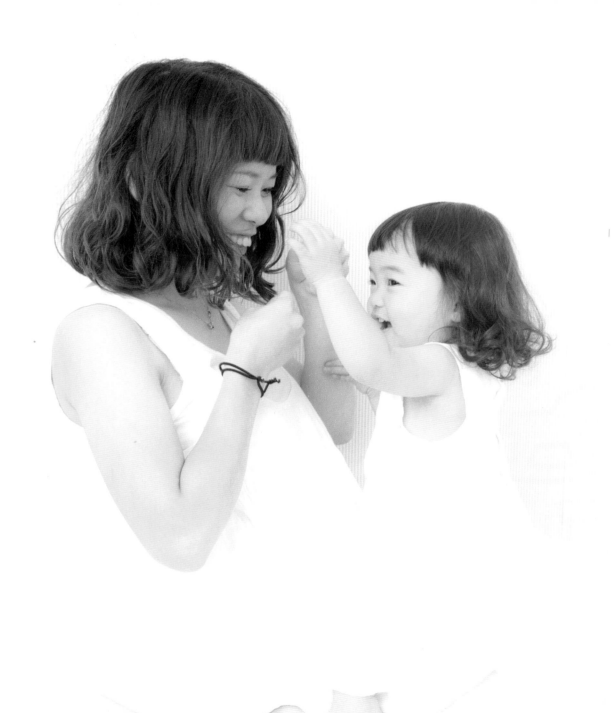